现代著名老中医名著重刊

清代宫廷医话

陈可冀 主编

陈可冀 周文泉
李春生 张文高 编著

人民卫生出版社

图书在版编目（CIP）数据

清代宫廷医话/陈可冀主编.—北京：人民卫生出版社，2012.2
（现代著名老中医名著重刊丛书 第七辑）
ISBN 978-7-117-15291-4

Ⅰ.①清… Ⅱ.①陈… Ⅲ.①医话—汇编—中国—清代 Ⅳ.①R249.49

中国版本图书馆 CIP 数据核字（2011）第 274446 号

门户网：www.pmph.com	出版物查询、网上书店
卫人网：www.ipmph.com	护士、医师、药师、中医师、卫生资格考试培训

现代著名老中医名著重刊丛书

第七辑

清代宫廷医话

主　　编：陈可冀
出版发行：人民卫生出版社（中继线 010-59780011）
地　　址：北京市朝阳区潘家园南里 19 号
邮　　编：100021
E - mail：pmph @ pmph.com
购书热线：010-59787592　010-59787584　010-65264830
印　　刷：北京盛通数码印刷有限公司
经　　销：新华书店
开　　本：850×1168　1/32　**印张**：9　**插页**：4
字　　数：180 千字
版　　次：2012 年 2 月第 1 版　2024 年 12 月第 1 版第 5 次印刷
标准书号：ISBN 978-7-117-15291-4/R·15292
定　　价：29.00 元

打击盗版举报电话：010-59787491　E-mail：WQ @ pmph.com

（凡属印装质量问题请与本社市场营销中心联系退换）

出版说明

自20世纪60年代开始，我社先后组织出版了一些著名老中医经验整理著作，包括医案、医论、医话等。半个世纪过去了，这批著作对我国现代中医学术的发展发挥了积极的推动作用，整理出版著名老中医经验的重大意义正在日益彰显。这些著名老中医在我国近现代中医发展史上占有重要地位。他们当中的代表如秦伯未、施今墨、蒲辅周等著名医家，既熟通旧学，又勤修新知；既提倡继承传统中医，又不排斥西医诊疗技术的应用，在中医学发展过程中起到了承前启后的作用。他们的著作多成于他们的垂暮之年，有的甚至撰写于病榻之前。无论是亲自撰述，还是口传身授，或是由其弟子整理，都集中反映了他们毕生所学和临床经验之精华。诸位名老中医不吝秘术，广求传播，所秉承的正是力求为民除瘼的一片赤诚之心。诸位先贤治学严谨，厚积薄发，所述医案，辨证明晰，治必效验，具有很强的临床实用性，其中也不乏具有创造性的建树；医话著作则娓娓道来，深入浅出，是学习中医的难得佳作，为不可多得的传世之作。

由于原版书出版的时间已久，今已很难见到，部分著作甚至已成为中医读者的收藏珍品。为促进中医临床和中医学术水平的提高，我社决定将部分具有较大影响力的名医名著编为《现代著名老中医名著重刊丛书》并分辑出版，以飨读者。

第一辑　收录13种名著

《中医临证备要》　《施今墨临床经验集》
《蒲辅周医案》　《蒲辅周医疗经验》
《岳美中论医集》　《岳美中医案集》
《郭士魁临床经验选集——杂病证治》
《钱伯煊妇科医案》　《朱小南妇科经验选》
《赵心波儿科临床经验选编》《赵锡武医疗经验》
《朱仁康临床经验集——皮肤外科》
《张赞臣临床经验选编》

第二辑　收录14种名著

《中医入门》　《章太炎医论》
《冉雪峰医案》　《菊人医话》
《赵炳南临床经验集》　《刘奉五妇科经验》
《关幼波临床经验选》　《女科证治》
《从病例谈辨证论治》　《读古医书随笔》
《金寿山医论选集》　《刘寿山正骨经验》
《韦文贵眼科临床经验选》《陆瘦燕针灸论著医案选》

第三辑　收录20种名著

《内经类证》　《金子久专辑》
《清代名医医案精华》《陈良夫专辑》
《清代名医医话精华》　《杨志一医论医案集》
《中医对几种急性传染病的辨证论治》
《赵绍琴临证400法》《潘澄濂医论集》
《叶熙春专辑》　《范文甫专辑》

《临诊一得录》《妇科知要》
《中医儿科临床浅解》《伤寒挈要》
《金匮要略简释》《金匮要略浅述》
《温病纵横》《临证会要》
《针灸临床经验辑要》

第四辑　收录6种名著

《辨证论治研究七讲》《中医学基本理论通俗讲话》
《黄帝内经素问运气七篇讲解》《温病条辨讲解》
《医学三字经浅说》《医学承启集》

第五辑　收录19种名著

《现代医案选》《泊庐医案》
《上海名医医案选粹》《治验回忆录》
《内科纲要》《六因条辨》
《马培之外科医案》《中医外科证治经验》
《金厚如儿科临床经验集》《小儿诊法要义》
《妇科心得》《妇科经验良方》
《沈绍九医话》《著园医话》
《医学特见记》《验方类编》
《应用验方》《中国针灸学》
《金针秘传》

第六辑　收录11种名著

《温病浅谈》《杂病原旨》
《孟河马培之医案论精要》《东垣学说论文集》
《中医临床常用对药配伍》《潜厂医话》
《中医膏方经验选》《医中百误歌浅说》
《中药炮制品古今演变评述》《赵文魁医案选》

《诸病源候论养生方导引法研究》

第七辑　收录15种名著

《伤寒论今释》　《伤寒论类方汇参》
《金匮要略今释》　《杂病论方证捷咏》
《金匮篇解》　《中医实践经验录》
《罗元恺论医集》　《中药的配伍运用》
《中药临床生用与制用》　《针灸歌赋选解》
《清代宫廷医话》　《清宫代茶饮精华》
《常见病验方选编》　《中医验方汇编第一辑》
《新编经验方》

第八辑　收录11种名著

《龚志贤临床经验集》　《读书教学与临症》
《陆银华治伤经验》　《常见眼病针刺疗法》
《经外奇穴纂要》　《风火痰瘀论》
《现代针灸医案选》　《小儿推拿学概要》
《正骨经验汇萃》　《儿科针灸疗法》
《伤寒论针灸配穴选注》

这些名著大多于20世纪60年代前后至90年代初在我社出版，自发行以来一直受到广大读者的欢迎，其中多数品种的发行量达到数十万册，在中医界产生了很大的影响，对提高中医临床诊疗水平和促进中医事业发展起到了极大的推动作用。

为使读者能够原汁原味地阅读名老中医原著，我们在重刊时尽可能保持原书原貌，只对原著中有欠允当之处及疏漏等进行必要的修改。为不影响原书内容的准确性，避免因换算等造成的人为错误，对部分以往的药名、病名、医学术语、计量单位、现已淘汰的临床检测项目与方法等，均未改动，保留了原貌。对于原著中犀角、虎骨等现已禁止使用的药品，本次重刊也未予改动，希冀读者在临证时使用相应的代用品。

人民卫生出版社

2011年10月

前言〔1〕

《清代宫廷医话》乃应人民卫生出版社之约，由我等从事清代宫廷医药档案研究之几位临床医师，共同于繁忙诊务之余，旁征博引，注重征信，认真撰写而成的，凡六十题。

有清一代，历二百又数十年，其间遗闻轶事、名人故老、书林艺苑虽多有传录，但因系九重宫阙中事，鲜为外人所知。至于宫廷中的医药病患、生老病死，间或与政治风云有关者，既往忌讳良多，不易竟委穷源，毕见真情。

清太医院设官署于宫阙之东，沿用明制，属五品衙门（一度为四品）；医术凡十一分科，前后虽有增损，但大小方脉、妇人、疮疡、针灸、眼、口齿、咽喉、接骨、按摩等大体齐备。轮班轮派，奉旨点用，设有“太医入直”（即值班）制度；皇帝驻跸园廷或巡幸某地，太医官理当随从。宫中诊疗，皆详作“脉案”记录。所谓“翠鼎浓煎”、“遣台御医”、“征收地道药材”，凡此等等，皆极审慎，技艺自亦较高。

本书编写者出于继承发扬我国灿烂传统医药学之夙愿，以中国第一历史档案馆现存之医药史料为起点，实

〔1〕本次重刊略有修润。

事求是，撷采崇严，侧重科学性，以医话方式述其特色，以供参考。

全国政协常委溥杰先生至为关切本书的出版，为书名题签[1]，谨致谢忱。由于编写者学识所限，讹舛疏漏，恐所不免，尚望海内博雅指正。

陈可冀

乙丑仲春于北京西苑

〔1〕本次重刊时，因丛书有统一的封面设计，故未采用。特此说明。

目录

雅俗共赏，清宫医案蕴奇珍

清代宫廷医疗档案材料的发掘、整理和研究，是开拓继承发扬我国传统医药学宝库的一个重要方面。在这些当年遗留下来的原始记录中，蕴藏有万千珍奇的珠玉，披读之余，使人耳目为之一新，心田为之昭昭，真是如饮醇酒，令人馨香不忘。

一六四四年五月，清军占领北京。九月，清世祖顺治皇帝旋即将国都由东北沈阳迁至北京，由此揭开了以清宫为中心的清王朝对中国长达二百六十八年之封建君主专制统治的序幕。清王朝是我国历史上最后一代封建王朝，其政治、经济及文化，在若干时期中，皆曾发展到某种高峰水平，清代医学也不例外。

清代，历经顺治、康熙、雍正、乾隆、嘉庆、道光、咸丰、同治、光绪、宣统，计共十朝。为维护封建统治，宫中对帝王后妃之健康起居极为关注，先后多次征集所谓“品学兼粹”而“名动九重”之医师入内廷为帝后诊治疾病。光绪皇帝病重时，朝廷不仅下诏全国各地征求名医，甚且邀集法国医师会诊。故自清宫医案中，我们可以见到御医们严肃认真、细审病原、辨证论治的情景。更由于上下二百余年，王室宫闱之病状真情，医方本草之分两遣用，究竟不同于民间，所以，清宫医案在理论、实践及文史知识方面别开生面，很是吸引人。

现存的清代宫廷医药档案，皆手抄秘录，字迹工整，为不可多得的脉案原件。这些记录，或书于杏黄册内，或书于大红笺中，间亦有书于杂色宣纸笺上者，可谓琳琅满目。

在这些医药档案中，有清季历朝帝王后妃的《进药底簿》或《用药底簿》，翔实完整，一般均逐日记载，一年订成一册。如同治皇帝患天花病，自发病之初至病死，长达三十六天，每日均有记录，成册而无任何遗漏。其中以《老佛爷用药底簿》、《光绪用药底簿》、《宣统用药底簿》及《总管用药底簿》等最为系统，有数年连续，无一日或缺者，使我们对西太后的面神经痉挛、慢性消化功能失调，光绪皇帝的遗精病，李莲英的慢性气管炎病等，有一个很明确的了解。

清宫医药档案中，诊笺很多。或一日一笺，或一次一笺，详简不一。有脉因证治、理法方药相当完整者，如朵朵鲜花，多可采撷。其中皇帝有关医药的“朱批”及“谕旨”也不少见，康熙和光绪的“御笔”较多，看来他们对医药之事是很关心的。

皇帝和皇太后的《起居注》，内务府抄件，御药房各项记录，各种配方簿等，不少都有姓名归属，是很可贵的。其中如恭亲王的护侍疾病记载，有如今日之特别护理记录，记载某时某刻病状如何，某时某刻服药若干，某时某刻有大小便，某时某刻有何要求，等等，参考价值很大。翁同龢的亲笔日记，对于印证同治皇帝病状，证明皇帝患的是天花，不是梅毒，起到很大作用。

现存的这些清代十朝宫中重要人物的脉案，不仅涉及历朝帝后妃嫔、皇子皇女、亲王郡王，还包括贝子贝勒、格格福晋等；清代大臣如张廷玉、董帮达、傅恒、侯陈泰，以及妇孺皆知的太监李莲英、小德张，及各宫之宫女、嬷嬷等，皆有收录。李莲英患慢性气管炎，从年轻时的病案中就见端倪，年长后就更明显了。

书中对清代宫中的医事情况，中医学术的发展，古方时方的应用，西洋医学传入的影响，宫中应用中西药物的史实，包括用洋地黄、牛乳、羊乳，当时也给病人检查尿中的蛋白含量等，皆有反映。在宫中供职的西洋人传教士张诚，以及给乾隆香妃作画像的意大利画家郎士宁等服用的中药，和中西医药的交流等，皆可于这些浩瀚的案卷中见得，倍觉珍奇。

以上所言，与野史、轶闻大相径庭。试举两则脉案，便可见一斑。

第一例：《伤寒论》四逆散复方的应用

光绪三十二年五月十七日，力钧请得皇太后脉息左关弦急，右关濡滑。肝旺由于胆热，胃实由于脾实。胃气稍开，拟用疏肝和胃之法调理。

杭白芍一钱，生杵　生枳壳一钱　南柴胡八分　粉甘草八分　百沸汤煎数沸　公丁香二分冲，去渣服

此例之识证用方，丝丝入扣。

第二例：《温疫论》达原饮复方的应用

嘉庆十六年六月十六日，张自兴看得南府首领禄喜，脉息弦数，原系停饮受凉之症，病后复受暑热，发疟，间日往来寒热，此由素有湿饮所致，昨服清脾四苓汤，寒战渐减，今用加味达原饮，晚服一贴调理。

柴胡二钱　赤芍三钱　知母二钱五分　槟榔二钱五分　厚

朴一钱五分　半夏曲三钱　赤苓四钱　黄芩三钱　花粉三钱　木通三钱　滑石三钱　草果八分，煨　引加乌梅三个

以此续用，进退治疗，二十九日痊愈。

例一用经方，例二用时方，可见宫中治疗崇尚实效，不论学术流派，皆可一展其技。

（陈可冀）

御医难当

御医，又称太医，因其主要在宫中为皇家诊治疾病而名。由于接近当时统治者，加之宫闱森严，以及历史的种种原因，人们对御医了解甚少，久而存有许多揣测。以往有“翰林院文章，太医院药方”的传闻，认为御医处方平平，应景而已，人情练达为主，疗效尚在其次；也有“太医难当”之说，“伴君如伴虎”，以致历代不少医家均因此借故不应诏来京；尚有认为御医在君王左右，地位至尊至荣者。清代，宫廷内部明争暗斗激烈，政治风云诸多变幻，帝后之死因不明者多，因之御医与政治的关联也引起研究者之兴趣。凡此种种，均表明了人们对御医的关注。

我们在进行清代宫廷医疗经验的整理研究中，发现不少清代皇帝有关医药的朱批和朱谕，这些珍贵之原始档案资料，有助于讨论和研究宫中御医的诸种情况。从这些朱批（谕）中，看“太医难当”是有道理的。

宫中治病，皇家对于疗效至为强调，倘治疗效果欠佳，皇帝常予以严词申斥，甚至惩处；反之，若疗效满

意，亦褒奖有加。如乾隆十七（?）年五月二十九日，皇帝对太医院院使刘裕铎治疗简亲王泄泻的朱批，便是一例：

五月二十九日，院使刘裕铎谨奏　奉旨　看得简亲王，原系湿热伤脾泄泻日久之症，以致口疮糜痛，肚腹泄泻，日更衣六七次，形瘦食少，四肢浮肿，脉息微弱。年老病大，服过保元、异功、理中等汤，泄泻时减时复。自交夏至以来，胃气日衰，饮食益减，其症可畏。今仍用理中汤加减，竭力调治。谨此奏闻。

加减理中汤

人参五钱　白术五钱，土炒　炮姜二钱　附子二钱，制　茯苓三钱　白豆蔻二钱，煨　甘草三钱，去心

简亲王，原封济尔哈朗，次后爵位相袭，至乾隆朝，袭爵者为济尔哈朗弟费杨武之曾孙德沛（按，德沛于乾隆十七年死，故此奏折或为该年事）。德沛操履厚重，深得乾隆赏识，故对其病情至为关切，在病情奏折上朱批："知道了。夏至已（以）前就该治好了，钦此。"考若奏折为乾隆十七年，夏至当是五月初十，而朱批时间业已五月二十九日，病情迁延不愈，皇上大为不满，埋怨之心已有表露。尤有甚者，对于疗效不著者，更有诸多申斥，朱批亦辄恶语相加。如康熙四十五年八月十八日，太医院御医刘声芳、李德聪，奏治正黄旗包衣、护军参领莫尔洪之暑湿伤气下痢病，病势缠绵，恐成"关格"证，改用升阳益胃汤治疗之奏折，康熙帝朱批："尔等皆因医学粗浅之故，所以往往不能救人。"乾隆皇帝亦常申斥御医，如乾隆二十年，太医院

院使刘裕铎治疗侍卫内大臣伯依勒慎"伤寒发疹之症"，"由毒热内盛，以致谵语，舌苔焦黑，六脉细小，病势危险"而急奏皇上。总管王常贵奏过后，乾隆帝极为不满，朱批："交给他们一个病就治坏了，你提防着点，着他去守着看，钦此。"光绪皇帝，身体孱弱，诸病缠身，御医治疗，颇感棘手。光绪本人求愈心切，每每大发雷霆，其谕示病情之时，对御医尤多申斥。如光绪三十三年之光绪病原（病情记录）中有"药饵无效。以上各病究竟能治与否，开方时当明言之，勿得草草仅开数味无关紧要之药，以图塞责"及"须切实想法速治，勿得延误"等语，显系对疗效不著十分不满。又如："所用之药，非但无效，而且转增诸恙，似乎药与病总不相符，每次看病匆匆顷刻之间，岂能将病情详细推敲，不过敷衍了事而已，素号名医，何得如此草率?!仍当尽心设法，务俾见愈。"申斥之余，仍要速效。尤甚者，光绪三十四年病原中谕示："……寸效毫无。……名医伎俩，仅止如此，亦可叹矣!"此类恶语，比比皆是。足证光绪求愈心情之迫切，亦说明宫中御医治病疗效不佳时，所受申斥之严厉。显然，宫中对于治病疗效特别强调，御医治疗时不能敷衍从事。

当然，如果疗效满意，皇帝亦褒奖有加，以资鼓励。雍正七年三月二十三日，治疗内大臣侯陈泰病"伤寒"奏折及朱批可见一斑。奏折上说："三月二十三日，光禄寺卿臣冀栋、御医臣刘裕铎谨奏：雍正七年正月十三日，奉旨看内大臣侯陈泰，原系伤寒发癍之症，服过益气、化癍、温胆等汤，今已全好。谨此奏闻。"皇上的朱批是："陈泰病症难为，冀棟、刘裕铎医治，着各赏记录一次，钦此。"记录一次，即记功一次，自然有助于日后的晋升。

不惟如此，御医辨证施方也常常受皇帝的干涉。清代不少皇帝对医药抱有兴趣。姑且不论其水平如何，却常指挥御医辨证处方，而御医纵有高明的医术，仍得遵旨行事，倘有异议，皇帝便动以声色，从而给治疗增添不少困难。

康熙五十一年，正黄旗四等侍卫布勒苏患病，御医诊为"狂病"，康熙帝否认，批道："非良医也。恐非疯狂，钦此钦遵。"并派太医院左院判黄运、御医霍桂芳于八月五日再去诊视，后回奏有："向他探问，其口出胡话，言有人持刀砍他，用枪刺他，欲向他索取银两"以及"问其弟护军柴吉木，其言许多日皆言此语"等文，黄运等认为属"肝经积热，痰气结于心包，以致语言错乱，病似疯狂之症"。康熙帝见奏大怒，遂朱批："此劣等大夫们知道什么！"此例以其症状表现，当属癫狂类病，而康熙帝主观臆断，否认御医诊断，御医虽有异议，亦不敢不遵圣旨。在诊断方面如是，治疗方面，朱批中议论更多。如康熙四十二年七月十三日，康熙帝在御医张献、刘声芳治疗武英殿赫世亨病的奏折上朱批："理气健脾丸药，有补脾助消化之效，着每日早晨将一钱药以小米汤同服下，想必有益。着由御药房取药试服。除此之外，禁止服用其它补药及人参等。"自然，病后调脾及防止滥用人参均有合理之处，但其谕示不合医理，御医又安敢不遵旨照办。光绪皇帝常以知医自诩，每于“上交病原”之中，谕示对其本人病症之治疗办法。光绪三十三年八月初十他批曰：“总之，气（身）体素虚不受补剂，补之徒助上热，清之又碍下元，其详细斟酌，务令下元实而上热退，方可愈也。”斯时，光绪之病势已十分沉重，“治疗多有掣肘”（医案中语），而其本人又常自作主张，致使御医无所适从。尤甚者，对药物选择亦时有朱谕：“若常用热剂一味峻补，恐前所发之恙复见于今。尚宜斟酌立方，如生地、元参、菊花、桑叶、竹茹等清凉养阴之品，每日稍佐二三味，以防浮热时常上溢。”据以后脉案载，御医用药即每多施用光绪所示诸品，可见其谕示御医必须恪守。有时其谕示论述特多，御医更茫然不知所措。如光绪谕示：“总论以上诸症，似非峻补不可。然禀赋本系上盛下虚，素有浮热。多服补剂惟上焦虚火更盛，而下部之虚弱并不能愈。用药总宜于补益剂中，稍佐以养阴泻火之品，俾虚热渐渐下引，兼实下焦为合宜。”据脉案得知光绪帝患有结核、遗精、肠胃病、严重神经官能症等疾患，身体极弱，兼以腰胯疼痛日剧，行动困难。御医治疗深感棘手，而治疗用药又时常受光绪之牵制。因之，治疗能获小效，延续其生命，实属不易。真是太医难当。

由于御医属皇家之私有，服务于宫中，所以一切活动都得听从皇家安排，甚至给大臣看病也得经皇帝批准。凡王公大臣等患病想请御医诊治，应先奏明皇帝允许后，御医遵旨往诊。其治疗情况，御医亦得及时禀奏，治疗效果，更当详报，如病家有所赏赐或馈赠，尤应奏明，听候皇上谕示，不得私自受纳。如乾隆十五年六月初三日，太医院御医陈止敬，奉旨为世子成衮扎布诊病的奏折："奉旨看得世子成衮扎布病，系咳嗽喘息，不能仰卧，形瘦食少，牙疳腿疼等症。服过滋燥、舒筋、拈痛等汤及二妙丸，诸症俱好，惟腿膝酸软，步履无力，常服虎骨木瓜丸调理。给臣缎四匹、马五匹。臣不敢收。谨此奏闻。"乾隆皇帝的朱批是："缎马不必收，钦此。"

再如，乾隆十二年十二月二十四日，太医院吏目、大方脉崔生伟奉旨，前往都尔伯忒看扎萨衮贝子丹珠尔病，治愈返归时，曾受赏"银子五十两"，崔"未敢擅收"而奏明皇上，乾隆朱批："银子不必接他的，钦此。"类似朱批颇多。之所以不许御医受纳，主要在于表明御医是属皇家私有，皇帝派出御医为属臣治病，乃是皇帝的恩典，因之，不能谢御医，而当感谢圣上的"隆恩"。

话又说回来，虽然，御医经常挨皇上骂，但并非水平不高，他们负有保护皇家健康之重任，故宫中对其医术亦有较高的要求。其应诏入宫者，皆是各省督抚举荐之名医，部分太医院培养者，亦因从师于高手而具一定水平。这不仅可从皇帝朱谕中有"素号名医"、"名医伎俩"等语中看出来，从皇帝征荐名医的谕示亦可得到证明。如雍正皇帝为征荐地方名医，曾亲笔谕示各省督抚大员："可留心访问有内外科好医生与深透修养之人……倘遇缘访得时，必委曲开道，令其乐从方好。不可迫之以势，厚赠以安其家。一面奏闻，一面着人伏侍送至京城，朕有用处。竭力代朕访求之，不必存疑难之怀；便荐送非人，朕亦不怪也。朕自有试用之道。如闻有他省之人，可速将姓名来历密奏以闻，朕再传谕该督抚访查。不可视为具文从事，以留神博闻广访，以副朕意，慎密为之。”这个朱谕，雍正皇帝竟亲笔写了八道，可见其心情之急切。

另如光绪三十四年六月，光绪病重，亦曾电谕全国，广征名医：“六月十三日军械大臣口传奉旨，着将陈秉钧等每日请得脉案钞给军械大臣、御前大臣、各院部衙门，并各省将军都统、督抚等关看。如知有精通医学之人，迅即保荐来京。钦此。”

又如：“着各省将军、督抚，遴选精通医学之人，无论有无官职，迅速保送来京，以候侍诊。如能奏效，当予以不次之赏。其原保之将军、督抚，并一体加恩，特此通谕知之。”亦是一再敦促各省举荐名医。

同样，从御医所书写的脉案及记录的治疗效果分析，他们确实具较高水平。特别是宫中治病强调疗效，御医治病又有遵旨施方之苦衷，在此情况下，尚须收较好之治疗效果，足资证明，御医应是医理精深、疗效显著之高手。当然，御医也确实难当。

（周文泉）

清宫中的医事制度

宫廷之中设立医官“太医丞”，起于秦及两汉。他们兼管医药，负责宫廷帝后和高级官员的医疗保健事务，专门为封建统治阶级服务。“太医院”之称，首见于金代。元朝不仅有专署，还编制《御药院方》和《饮膳正要》诸书，供内廷使用。明代的太医院较元代更为兴盛，设置院使、院判、御医等职，当时的著名医家如董宿、方贤、龚廷贤、李时珍、杨继洲等，都曾在太医院任职，其著述亦丰，对中国传统医学的发展做出了贡献。

清代在明代太医院旧址——正阳门以东，东交民巷内，继续设置太医院，官职亦因袭旧制。现将医事制度作一介绍。

官职和分科

清太医院为五品衙门，自清初以迄光绪，全是如此。宣统元年升正四品，但时间短暂，已近尾声了。

官职的设置：自顺治元年开始，任院使一人，作为首领，制正五品。左右院判各一人，作为副首领，制正六品。当时用语，皆称"堂官"，意为堂上之官。堂官掌握医务方面的政策法令，并管辖医务工作。在正副首领之上，设管理院事王大臣一人作统带。正副首领以下属员有：御医十三人，内兼首领厅事二人，初制正八品，雍正七年升七品，给六品冠带，宣统元年升正六品。吏目二十六人，内兼首领厅事一人，初制八、九品各十三人，宣统元年，改八品为七品，九品为八品。医士二十人，内兼首领厅事一人，给从九品冠带。御医、吏目、医士均负责治疗疾病。另有医生三十人，为未入流者，不授官阶，掌握医药及制造。

官员升除，院官迁转不离本署。院使由左院判升补，左院判由右院判转补，右院判由御医升补，御医由吏目升补，吏目由医士升补。同治朝，曾议吏目食俸六年，升用按察司经历、州判。后来有人提出其所学为医，不宜从政，乃作罢。御医、吏目、医士等，年老多病不能行走者，呈院验实，奏准告退还乡。但病愈之后，仍可申请赴院供职。若推诿托故，不具呈申请补用，而在宫外行医诊病者，发现后要交刑部严加议处。假若不是年老有疾，太医院徇于私情，经过疏通而让其告退者，发现后也要一并议处。

太医院医术分科，明朝时有十三科，“曰大方脉（内科）、曰小方脉（儿科）、曰妇人、曰疮疡、曰针灸、曰眼、曰口齿、曰接骨、曰伤寒、曰咽喉、曰金镞、曰按摩、曰祝由”。清初大体沿明之旧，但将金镞分属疮疡和接骨，按摩也不设专科，裁去靠禁咒、符水等迷信活动治病的祝由科，增设痘疹一科，共计十一科。到了康熙朝，又以痘疹归入小方脉，咽喉、口齿合为一科，减并为九科。嘉庆六年，奉旨将正骨科“划归上驷院蒙古医生长兼充”；道光二年，上谕“针刺火灸，究（非）奉君之所宜”，且认为针灸袒胸露乳，有伤大雅，因此“太医院针灸一科，著永远停止”，至此前设之九科，又减为七科。到了光绪朝，又将伤寒、妇人科并入大方脉，使设置减至五科。以上为有清二百余年间太医院科室的沿革概况。

有必要谈的是：清初建立痘疹一科，是适应当时天花、麻疹流行的客观需要。清军入关之后，时值疫病流行，特别是在康熙、雍正、乾隆、嘉庆、道光、同治诸朝更为严重。满洲贵族患上痘疹，特别是同治帝死于天花，使清代统治者感到惴惴不安，谈痘色变，认为生命受到很大威胁，因而增设痘疹一科，汲取明代的治疗痘疹经验，以应付局面。并推广人痘接种，进行预防。

正骨科划归上驷院蒙古医生长兼充，是因为蒙古医生正骨技术有独到之处。清代旧制，选上三旗蒙古士卒之谙习正骨法者，每旗十人，隶属上驷院，称为“蒙古医士”。凡宫廷内禁、寺院僧人中有跌打损伤者，由蒙古医士诊治，逾期无效，则给予惩治。天台齐息园侍郎召南，曾坠马伤及头部，头脑胀痛，蒙古医士用牛膀胱蒙其首以治之，使他的伤迅速痊愈。乾隆、嘉庆年间，最著名的蒙古医士叫觉罗伊桑阿伊，他以正骨起家，渐至巨富。他教授徒弟的方法是：先将毛笔管截削数段，外包以纸，然后让徒弟搓弄摩挲，使其关节接合，达到好像没有破损时的样子。通过这样的学习再应用于临床，常常疗效很高。曾有一人从马上堕下，别无痛苦，只是两脚欲向前行，但步伐反而向后退。请蒙古医士看病，认为无须用药，但在空庭内，令两名健壮男子，先由一人将患者举起，与另一人相向对掷，掷数十次放下，患者即放步如常。或问及这种疗法的道理，回答说：“因从高堕下，肝叶翻背，非药石可疗。只有举掷，方能使肝叶展布反正过来。”其实坠马伤筋，筋络错位，通过互掷，有理展筋络、疏通血脉的作用，所以其病得愈。所谓“肝叶翻背”，不过是筋络错位的互词罢了。似此奏效的病例尚多，遗憾的是蒙古医士正骨法多赖经验与手术的直接传授，而写成专书广为流传者很少。

《御纂医宗金鉴·正骨心法要旨》，是在明代薛己《正体类要》的基础上扩充起来的，并非取自蒙古医士的正骨专长。

太医入宫请脉

按照清宫的惯例，宫廷太医要依据其等级和专业，轮流值班。在宫内值班的，叫做“宫直”。在宫外值班的，叫做“六直”。宫直的值班地点在内药房及各宫外班房，专司给帝后妃嫔贵人等看病。六直的值班地点在外直房，任务最初是恭备宁寿宫、慈宁宫、乾清宫、钟粹宫、寿康宫、寿安宫六处召命。到了道光末年以后，则是专诊总管内宦、御前内宦、嬷嬷、女子、祭神房女官、升平署内宦等六项杂差。为时不久，即无专人管理了。此外，当皇帝驻跸园庭或巡幸他处时，也要传旨点用或轮派太医院医官随从前往，作医务保健。

太医入宫给帝后等请脉，须有专职御药房太监带领。请脉完毕，要具本开载证治之法，有时还说明本方药性，于月日之下署名，以进御览，这就是宫廷的“脉案”。今举光绪三十二年德宗和慈禧太后的两则脉案为例。

第一例：

七月十三日，全顺、忠勋请得皇上脉息左寸关沉弦，右寸关沉滑。肝阳未平，脾元尚弱，饮食消化较慢，动作尚觉眩晕，胸膈不爽，步履酸软。今议用理脾和肝化湿饮，今、明各服一贴。

西洋参二钱，研，云苓四钱，元参三钱，杭芍五钱，枇杷叶三钱，炙，菊花三钱，旋覆花三钱，包煎，猪苓三钱，菟丝饼三钱，川贝三钱，研，鸡内金三钱，引黄土八两，百沸汤冲融澄清煎药。

第二例：

五月十七日，力钧请得皇太后脉息左关弦急，右关濡滑。肝旺由于胆热，胃实由于脾湿，胃气稍开。拟用疏肝和胃之法调理。

杭白芍一钱，生杵　生枳壳一钱　南柴胡八分　粉甘草八分　百沸汤煎数沸，公丁香末二分冲，去渣服。

由上面两案可以看出，宫廷医生看病非常认真，脉证医理和方药能丝丝入扣，一线贯穿，能够代表清代医疗水平。

当帝后同意服药之后，脉案由内监收掌，以备查考。太医和内监再一起到内局合药，将药帖连名封记，并监视御药的煎调。御药一般以两剂合为一服，严格遵古煎制。俟熟，依《礼记》“君有疾饮药，臣先尝之”的规矩，分入两个容器。一器之药，由御医先尝，院判继之，最后太监也要尝。另一器之药，进呈御用。这样，可以防止毒害帝后的事件发生。

不仅皇帝、皇太后有脉案，宫内所有的人诊病，都有脉案记录，以备查考。不过，宫中使用的人的脉案，一般不立个人专册，而是许多人共为一册。但也有例外，如慈禧太后宠信的大总管太监李莲英，不但有专册脉案，而且册衣用明黄绫为之，超越了宫廷制度的许可范围。

到了晚清时代，慈禧太后为所欲为，干扰了太医院的工作秩序。例如，她有时兴致所至，就命把太医院的大夫叫来，但这并非为看病，而是唤他们来跪在地上朗读四书——如《论语》之类，太后在旁听着。有时还令太医院作灯谜。有一次，太后对于太医院所作的“踏雪寻梅”打药品“款冬花”的灯谜大加赞赏。宣统皇帝溥仪也常让太医给他诊脉，没有病时也这样做，称之曰“请平安脉”。太医给溥仪诊脉时，还得跪在地上，诊毕即使没病，也要开一个药方，叫做“代茶饮”。至于溥仪是否服用，那就不得而知了。

清代假若皇帝有病，服太医院药方无效，也可以破例由王大臣诸官员中之知医者，在京城或地方保荐医生来京看病。如光绪皇帝患病的中晚期，给皇帝看病的陈秉均、张彭年、施焕、周景焘、吕用宾、杜钟骏等，皆为外省所荐医官。慈禧太后也曾请院外医生诊病，圆明园北边安宁庄有一位乡村医生禹会元先生，传说曾治愈慈禧的伤食腹痛证，还得到一块“御医国手”的金匾额呢！

皇帝患病死亡，即所谓“龙驭上宾”，太医院院使、院判、御医、医士等有关人员，都要受到处分。如同治帝死后，奉慈安、慈禧皇太后懿旨：“上月大行皇帝天花，李德立等未能力图保护，厥咎甚重。太医院左院判李德立、右院判庄守和，均著即行革职，带罪当差。钦此。”后来光绪皇帝死后，太医院院使张仲元、御医全顺、医士忠勋等也被革职。

（李春生）

清太医院的医学教育及其它

清王朝对宫廷内的医学教育是十分重视的，不仅时常过问太医院医官的医学水平和医疗技能，就是皇帝自己，对医学知识也十分感兴趣，这可能是皇帝毕竟和凡人相同，都希望健康长寿、“福寿双全”的缘故。

明代后期，西洋医学开始较系统地输入中国。康熙三十二年，即公元 1693 年，康熙皇帝患疟疾，多方治疗罔效，神父洪若翰（公元 1687 年来华，1710 年卒）、刘应（公元 1687 年来华，1737 年卒）献金鸡纳治愈。法国人樊国梁在其所著之《燕京开教略》中称：“康熙偶患疟疾，洪若翰、刘应进金鸡纳……皇上以未达药性，派四大臣亲验。先令患疟疾者服之，皆愈，四大臣自服少许，亦觉无害，遂请皇上进用，不日疟瘳……特于皇城西门赐广厦一所。”以后，康熙患心悸及唇病，经西医罗德先、安泰治疗好转，由是对中西医学及其交流颇有兴趣。公元 1712 年 6 月间，曹寅至江苏扬州料理事务，7 月初患疟疾，遍延江南名医未能控制，且有恶化，其亲家苏州织造李煦前来看望，曹请李煦奏请皇上给圣药。康熙闻奏后，立即派驿车星夜送去金鸡纳，嘱用二钱末酒调服，指出数次即可去根。

康熙在同西方传教士交往中，向他们介绍中国脉学。法国传教士张诚日记称：公元 1690 年 1 月 26 日，康熙传旨白晋、张诚至养心殿，垂询欧洲人是否和中国人一样切脉，并要与彼等相互切脉，介绍和传授中国脉学；而且还向白晋及巴多明（法国人）介绍宫廷中所藏之中医书籍。

康熙疟疾病愈后，对西方医学兴趣很浓，任命通晓外科医术的传教士罗怀忠为“内廷行走”，罗德先、安泰为“扈从医生”。1697年，康熙派白晋为钦差大臣，物色西洋科技人才。第二年，精晓西医的巴多明来华，留在宫中任职。康熙自己更接受法国人白晋等人讲解人体解剖、功能及二十篇各种疾病。康熙学习人体解剖时，还传旨从御库中取出长三尺、标有周身经络的铜人模型作对比研究，注意到关于静脉的描述相同，但在铜人模型身上则没有动脉。由于康熙皇帝的行为，外国传教士在华传播西洋医学的著述逐渐增多。

光绪朝时，朝野人士均感十分有必要引进西方进步的科学知识。光绪二十四年，即公元1898年，光绪皇帝下有谕旨：“又谕，孙家鼐奏，请设医学堂等语，医学一门，关系至重，亟应另设医学堂，考求中西医理，归大学堂兼辖，以期医学精进，即着孙家鼐详拟办法具奏。”《中国近代史资料丛刊·戊戌变法》第二册引梁启超按：“泰西大学医为一科，今特许增之，实为维新之一政也。”当时光绪皇帝本人患病，也请外国医生会诊，有医案可查。

在清代宫廷医药档案中，关于清太医院的医学教育，有若干记载。如清太医院院使张仲元曾于光绪三十四年经内务府大臣奏请举办太医院医学堂，培养医学通才，以供职内廷。学生共分两班，每班100人，中学班以中医为主课，五年毕业，高等预科以洋文西医为主课，五年升入本科，再三年，“高等毕业”，毕业后均照学部奏定给予出身。奏折中并称：“智育、体育、德育三者并重”，中医科中学班不仅学“修身、经学、国文、《内经》、《脉经》、《本草经》、《难经》、《伤寒论》、《金匮》、历代名方、理化等课”，还学“英文、西医大要、人身生理、动物生理”等课程。西医高等班除学“修身、经学、国文、外国文、代数、化学、几何、人身解剖、动物解剖、组织学、生理、裁判化学、卫生化学、医药化学、细菌学、诊断学、皮肤病学、儿科学、耳科学、胎生学、精神病学、植物学、药用植物分析”外，还学“中国医学”及“中医大要”等，经光绪皇帝准旨在案。并先办了中医班；西医班则因经费、仪器关系未办成。但从上述奏折及课程设置可见，当时已经注意到必须培养不同程度地沟通中西医学的人才。

当然，当时也有持不同意见的，如太医院左院判李崇光就认为由于当时太医院西医知识及办学设备等的不足，不主张兴办。

1901年“辛丑和约”之后，我国各地医院及医学校设立很多，上海等地还举办中西医学研究会及函授新医讲习班，中西医学术交流又有进一步的发展。

（陈可冀）

太医院开设课程的争论

清军入关并定都北京以后，宫廷规章多半因袭旧制，太医院培养医生开设课程也是如此。

我国由官方开设课程培养医生，最早当推唐代的“太医署”。太医署既是医务行政机构，又是医学教育机构。它不仅规模宏大，设备充实，而且培养人才都有明确的方针和方法。太医署内设医科和药科，医科分为医师、针师、按摩师和咒禁师四部门。每一部门都由博士担任教学工作。医师部门范围最广，其课程分为基础医学与应用医学两项。基础医学是共同必修的，如《本草》、《甲乙》、《脉经》等；应用医学则是分别学习体疗（内科）、疮肿（外科）、少小（儿科）、耳目口齿（五官科）和角法（外治疗法）。针师部门要学习经脉孔穴；按摩部门要学习消息导引之法等。学生学习到一定阶段，就举行考试，成绩优良者，批准为合格的医生。唐代的太医署是世界上最早的医学校，比欧洲最早的意大利萨勒诺医科学校还要早二百多年。

宋代国家设有“太医局”，太医局附设有医学校和药学校，作为培养人才的最高机构。学习的专科分为方脉科、针科和疡科三种。要求每个专科的学生，也必须精通其它有关学科。开设课程除《黄帝内经素问》、《难经》、《巢氏病源》和《补注本草》为共同必修课外，又根据各专科的性质不同，加习不同的医书。如：方脉科加习《脉经》和《伤寒论》，针科加习《黄帝三部针灸经》和《龙树论》，疡科加习《黄帝三部针灸经》和《千金翼方》。考试方法则完全仿照太学，每月一次私试，每年一次公试。

金元时代的医学教育多交地方主管。1262 年（中统三年）太医院大使王犹建议在各路设立医学，各州及大多数县也设立了医学。1305年（大德九年），规定医学生要经常到校学习（坐斋肄业），入学前须修习一定的预备课程及入学后必修的医学课程，如《素问》、《难经》、《本经》、《圣济总录》、《伤寒论》等书。

明代的医事制度仍沿袭前朝，如太医院、御药房等，均同金元。

清代在太医院设教习厅和医学馆作为培养人才的学校。培养人才的方法则率由旧章，以《内经》、《脉诀》、《本经》等书为基本教材。直到光绪三十四年，太医院院使张仲元由于受西方医学的熏陶和西方先进教育方法的影响，决心对旧医学教育进行改革。他上书奏请开办医学堂，对开医学堂的宗旨、计划、教材、方法提出了一整套办法。他认为教材中应中西医学兼备，同时应智育、体育、德育并重，宗旨是为培养医学通才，供职内廷。计划先办中学班，学制五年，续办高等班，学制八年。中学班以中医为主课，兼学算学、生理、英文、理化、西医大要等。高等班以西医为主课，兼学中国医学、中医大要等。在当时历史条件下，能够提出办中西医结合的学堂，培养符合时代潮流的太医，是史无前例的创举。但这个新生事物一开始萌芽破土，即遭到左院判李崇光的强烈反对，继之又上书于朝，申述理由。李崇光的主要论点为："现在留学卒业专门医科者概不乏人，国家如以为可用之时，自必赏加太医院官阶，以资内用。……何如奏调学部之卒业医科者来院，以资供奉要差，较之本院开办造就，岂不事倍功半乎？"又说："本院人员概不通晓西学。其开办一切及器具药品之价值，以至教员之得失，统皆奉命于毫无干涉之人。学生则本院人多不合格，招至者贤愚杂乱，卒业后虽予以出身，而本院之清苦异常，升途又窒，所成之才安能阻其他就，此真才定难缚之在院也。”“我等既不知西学，则该生造就之深浅，与西药之美恶，茫乎莫辨。冒冒然即指其为最优等，竟使之任以要差，其中隐伏之咎，孰敢当之。”基于上述理由，李崇光认为“西医不可擅用，人才毋庸自储”。因此他在太医院使张仲元拟办西医学堂会商之时，“再三拦阻，不肯允诺”，继之“先期声明，此举并未赞成，以为将来卸责地步”。这是太医院内部为培养人才开设课程发生意见分歧，相互争辩的概况。

争议的结果，张、李各自上书给管理太医院事务署总管内务府大臣继禄申明理由，复经继禄呈请皇帝允准，以“因经费有限，只得暂办中医。俟中医毕业后，再行奏请添款续办西医”为借口，未予实行，将这种新生事物，扼杀在摇篮内。

太医院开设课程的争论，从时间看，发生在光绪三十四年八月，属于清代末叶。当时革命浪潮日趋高涨，帝王江山朝不保夕，无论办五年制的中学班或八年制的高等班，学生都不可能如期毕业。因此，清太医院的这一段相互龃龉情形，只留下一段耐人寻味的史话罢了。

（李春生）

清太医院藏书一瞥

前已谈及，清太医院御医多是医理精深、学验俱丰的高手。其临床经验及学术理论反映了清代医学水平。这于清宫医案及大量配方中已有体现。但御医之学术思想渊源如何，常读之书籍有哪些，均属饶有兴趣之问题。兹将清嘉庆四年（1780）三月至四月间御药房藏书书目原件抄录于下，从中可见清代御医所读医书之一斑，同时对于其学术思想体系亦可推知一二。

御药房旧存新收医书

《问答医书》一套
《痘疹不求人》一套
《医说》三套
《本草品汇精要》四套
《黄帝素问》六套
《刺灸大成》四套
《外科大成》八本
《痘疹纂要》一套
《灵枢经》一套
《脉经》一套
《运气》一套
宋版《保命集》一套
《列仙全传》一套
《神仙通论》一套
《痘疹正宗》四套
《备全总效方》六套
《御制本草品汇精要》四套
《内经素问》五套
《黄帝内经素问》五套
《遵生八笺》五套
《外科正宗》一套
《痘疹全集》八本
《类经》五套
《图经脉诀》一套
宋版《脉经》一套
宋版《金丹内典》一套
《乾坤生意》一套
《卫济宝书》一套

《元宗博览》一套
《一化元宗》十二本
《内外金丹集》八本
《福寿丹书》六本
《神仙服饵》一本
《种杏仙方》一套
《卫生延年完真元秘诀序》二本
《闺范》一套
《寿世保元》一套
《本草纲目》十二套
《本草纲目类纂》四套
《本草纲目必读》二套
《本草原始》一套
《本草乘雅》二套
《本草汇笺》一套
《本草集方》一套
《本草汇》一套
《本草集要》八本
《大观本草》三套
《政和本草》四套
《证类本草》三套
《食物本草》一套
《救荒本草》一套
《医学纲目》四套
一部四套
一部二套
《东医宝鉴》
《医门法律》
一部二十五本
一部十本
《医统正脉》十四套
《医学集要》一套
《医方选要》一套
《古今医鉴》二套
《医要集览》二十六套
《古今医统》一套
《普门医品》四套
《蒙求医书》一套
《万氏医书》十八本
《李惺庵医书》七本
《证治准绳》八套
《千金翼方》二套
《千金要方》二套
《卫生易简方》一套
《大德重校圣济总录》六套
《金丹正理大全》六套
《饮膳正要》一套
《审视瑶函》一套
《玉机微义》一套
《万病回春》一套
《良朋汇集》一套
《寿养丛珠》一套

《卫生宝鉴》一套
《东垣十书》一套
《保婴全书》一套
《颐生微论》一套
《景岳全书》二套
《诸病源候总论》二套
《伤寒论条辨》一套
《述古堂丛钞》一套
《太平惠民和剂局方》一套
《曹氏必用方》一套
《刺灸经验方》一本
清字《雷公炮制》二套
清字《王叔和脉诀》一套
清字《难经脉诀》一套
清字《痘疹书》五本
清字《痘疹枢要》一本
清字《医要集览》一套
西洋字《药书》一册

共医书八十七种计 二百零九套
一百一十五本

清字医书六种计 五套
六本

西洋字药书一册

嘉庆四年三月二十一日至四月二十八日新收过医书

《东医宝鉴》一部二匣
《医宗金鉴》一部十四匣
《普门医品》一部二匣
《医学阶梯》一部一匣
《仁术便览》一部一匣
《黄帝素问》一部
《医学入门》一部二套
《明医杂著》一部一套
《景岳全书》二部二套
《医宗金鉴》一部四套
《医宗必读》一部一套
《遵生八笺》一部二套
《食物本草》一部二套

共新收过医书十四部

从此藏书清单中，可知，当时太医院御药房的藏书十分宏富。就文字而言，已有汉文书、满文书以及外文书；就书目而言，达一百余种；就册数而言更为可观。由于其分套、册、匣、本等不同，尚难统计出其确切数字，但称具备小型医学图书馆之规模，实言不为过。

清代太医院分科已经较细。虽先后变迁，当时大体为九科；就书目而言，各科书籍都有。详细分析，大抵有以下几类书：

第一类：有关中药（本草）专书，如《御制本草品汇精要》、《本草纲目》、《本草纲目类纂》、《本草纲目必读》、《本草原始》、《本草乘雅》、《本草汇笺》、《本草集方》、《本草汇》、《本草集要》、《大观本草》、《政和本草》、《证类本草》、《食物本草》、《救荒本草》、清字《雷公炮制》等。

第二类：有关方剂专书，如《备全总效方》、《千金要方》、《千金翼方》、《卫生易简方》、《圣济总录》、《太平惠民和剂局方》、《曹氏必用方》、《医方选要》。

第三类：有关医学经典书籍，如《黄帝内经素问》、《灵枢经》、《伤寒论条辨》、《难经》、《类经》等。

第四类：脉学书籍，如《脉经》、《图经脉诀》、宋版《脉经》、清字《王叔和脉诀》。

第五类：医学重要著作，如《东垣十书》、《景岳全书》、《诸病源候论》、《寿世保元》、《医统正脉》、《医门法律》、《古今医鉴》、《古今医统》、《证治准绳》、《圣济总录》、《万病回春》、《东医宝鉴》等。

第六类：痘疹专书，如《痘疹正宗》、《痘疹不求人》、《痘疹纂要》、《痘疹全集》、清字《痘疹书》、清字《痘疹枢要》。

第七类：外科专书，如《外科大成》、《外科正宗》等。

第八类：儿科专书，如《保婴全书》等。

第九类：眼科专书，如《审视瑶函》等。

第十类：其它，如炼丹、保健诸类医书。

由上可知，清宫内廷御医们所涉书籍十分广泛，既有理论又有临床，既有经典著作又有专科书籍，这无疑对医疗水平的提高是有促进作用的。其中痘疹专书较多，则缘痘疹为满族入京以后最常患疾病之一。痘疮即现代医学所称之天花，系天花病毒引起之烈性传染病。清代宫廷十分惧怕此病，其中有好几位皇帝皆患过痘疮，而同治皇帝则死于此病。因而宫廷对于此病至为重视，直至晚清仍是如此。

当然，以上所列书目中，有关温病书籍尚阙如，这或许是吴又可的《温疫论》问世时间尚短（1642），影响尚微，而叶天士之《临证指南医案》刊行亦晚（1764），吴鞠通的《温病条辨》等书刚刚脱稿（嘉庆三年，1799 年），尚未传入宫中之缘故。但据清宫医案分析，宫中医生的处方常用温病派的时方，说明了宫禁内外也是相互渗透，相互补充的。

（周文泉）

御药房药源管窥

清代的御药房，成立于顺治年间。在御药房之下，又设外药房、内药房。外药房是各宫太监及其首领患病取药的地方，内药房则专给患病的皇帝、后妃、贵人等取药。由于清内廷机构庞大，人员众多，一个内药房很难满足需要，于是又分设寿康宫内药房、储秀宫内药房、圆明园药房等，并任命两名内务府大臣分别管理和署理药房事务，对外仍统称“御药房”。例如，清道光初年，管理御药房事务总管内务府大臣是桂恩，署理御药房事务总管内务府大臣是阿灵阿，御药房进出药物，都由他们管理。

顺治元年成立太医院后，凡药材出入隶属礼部，十六年，改归太医院。十八年，生药库复隶属礼部。

御药房药品来源，大致可分为四项：

一是由各省出产药材地方征收而来。其征收实物者，谓之“本色药材”；折征银两者，谓之“折色药材”。《康熙会典》说：“国初，直省钱粮，应解本色物料，款目最繁，后因地方买办起运，……供应俱艰，续议酌减。凡系上用及京城无从购办者，仍解本色，若系缓用及易于采办者，俱令折银解部。”现以内阁大库档案康熙十三年，浙江布政使陈秉直造报各府额解本折药材数目文册为例，其中既有本色，如杭州府之白芍、白术，台州府之乌药、猪牙皂等，又有折色，如僵蚕、蔓荆子、草决明等。这是出产药材地方征解本折药材情况。据清宫档案太医院《条款清单》记载："如药材内有京中不易购办之物，应奏明管理事务大臣，查系何省所产，即行文该省购办，运京备用。"说明从各省征收药材，是御药房药品的重要来源。

二是由京城地方药采买。这种采买机构，自乾隆十三年七月起，即粘贴告示，明白晓谕，转饬于同仁堂，让同仁堂药商张大镛、乐清安等办理。每三个月向内廷交纳各色药味一次，一季将各色药味具奏核销。到了光绪年间，同仁堂的成药方，也被内廷抄用了。

三是各省督、抚大吏，各就其地方土产品，时有贡献，谓之"土贡"。如云南之茯苓、广东之老树橘红、四川之冬虫夏草等，皆是其例。道光十九年十二月，内药房交出广西巡抚梁章钜"进到千年健六匣，共重七斤四两。金果榄九匣，共重七斤三两。三七九匣，共重五斤五两"的土贡清单，即属此例。

四是由国外进口。如道光二十四年外药房就曾从暹罗国（泰国）进到硫黄两箱，连箱共重一百五十斤。因无用项，紫禁城内未便久贮，便由御药房管理和署理两内务府大臣咨奏，转交给工部保管。

又，清宫重视人参，奉天（辽宁）、吉林两省长白山产参，皆为官府控制，不得私挖。凡刨夫入山采参，由户部发给信票，采取所得，以一定额数，解交官府，送入大内使用。

以上药源中，自乾隆以近，宫中用药主要靠传药商交进。《历代职官表》说："内药房所需药材，均按例给价，令药商赴部领银采办，以生药交进，院官详验，择其佳者，送药房备贮。”传药商所交药材，每季约值银六七百两，每年近三千两之数，此系内廷购药之大略。

外办药品及外省所进药品送御药房之后，验收工作也很严格。一般除药房官员、达他等监视秤收外，还要由院使、院判等带领熟谙药品之吏目医士等详认，防止以伪乱真，率行充数。检验合格才具奏核销，允许到广储司领取银两。

（李春生）

马培之为慈禧诊病奏折小议

马培之（1820～1899，一云1903），名文植，清代江苏孟河人。为季清医学大家，精通内外科，尤以外科为著名。近代名医丁甘仁为其高足，现代名医程门雪、黄文东（均曾任上海中医学院院长）是其再传弟子。马氏家学渊源。孟河马家以内、外、喉三科兼擅著称，马培之为马家造诣最深、操技最精者。他早年在家乡孟河行医，后迁苏州，住护龙街旁一条巷内，终日患者盈门，这条小巷便被人们称为“马医科”，一直沿续至今。

光绪六年（1880），江苏巡抚吴元炳举荐马培之应诏入京为慈禧诊病。马七月初六动身，七月二十六日第一次给慈禧诊病。据宫中脉案记载，慈禧当时病情复杂，五脏皆虚，马氏据其“积郁积劳”，认定心脾两虚（中医称二阳之病），予以养心益气健脾诸法治疗。次日太医院院判（副院长）与马氏又复诊。连续为慈禧诊病数次，至八月初三日，病情大有好转，则调理善后至愈。足征马氏不仅医理精深而且临床经验亦十分丰富。

笔者整理清宫医药档案时，发现有马培之所呈奏折一件，弥足珍贵，从中可见马氏为慈禧诊病之尽职处。

臣马文植蒙恩赏假，在寓调理，静心查阅《内经》，见有病机一则，论治似与慈禧皇太后圣躬尚属相符，谨照书摘录恭呈圣览。

经云：病有胸胁支满者，妨于食，病至则先闻腥臊臭，出清液，先唾血，四肢清，目眩，时时前后血。何以名之，病名血枯，气竭肝伤，故月事衰少不来也。治之何术？以四乌鲗骨一芦茹二物并合之，丸以雀卵，大如小豆，以五丸为后饭，饮以鲍鱼汁，利肠中及伤肝也。注云：支满者，胸膈饱闷也。肺主气，其臭腥；肝主血，其臭臊，肺气不能平肝，则肝肺俱逆于上；浊气不降，清气不升，故闻腥臊而吐清液也。口中唾血，血不归经也。四肢清冷，气不能周也。头目眩晕，气不能周也。气血既乱，故于前阴后阴血不时见也。气竭肝伤，故月事无期也。

再者，臣于前次请脉时，曾闻七月间见过后血，暨吭嗓五味之气带腥及见血沫，胸膈饱闷食少，九、十月间亦如是。

这一奏折马培之写得详尽透彻，慈禧之病情与《内经》所论血枯证颇相吻合。《内经》为成书于战国时期的中医经典著作《黄帝内经》之简称。奏折所述四乌鲗骨一芦茹丸，见于《素问》腹中论篇内，芦茹即茜草，有通经活血的作用；雀卵补肾温阳，补气血；鲍鱼汁亦为补益妙品；乌鲗骨即乌贼骨，有滋阴养血之功，故本方治疗血虚精亏气伤而致的血枯经闭较为适宜。而依奏折中所陈之慈禧病情，用此方亦颇对症，故马培之奏陈投用此方。此方出自古老之医书，历代医家应用较少，马培之能建议用之，是其医理高明处。

马培之为慈禧诊病，疗效显著，颇受赞赏，在其所著《纪恩录》中，述宫中有“外来医生以马文植为最著”之说。次年返里，御赐匾额两块，一书“福”，一书“务存精要”，可谓衣锦还乡。因之医名大噪。

此奏折为马文植返乡“蒙恩赏假”时所写。据载马氏光绪六年七月入京，次年（光绪七年）三月便托疾返里，后寓居苏州、无锡行医，未再进京。故推测此奏折所写时间当在托疾返里不久（附言：笔者曾撰《马培之医治慈禧医案选论》一文，见《北京中医》1983 年第一期），称马培之为御医，不甚准确，以称“征君”为妥。再者，对于此奏折所写时间的推论为光绪六年，亦欠妥，似当以本文之说为准）。

（周文泉）

太医刘裕铎与《医宗金鉴》

清代出版过一些大型的医学类书，其中有康熙亲政后谕令福建陈梦雷等于公元 1723～1734 年间编纂的《古今图书集成》一万卷，共有中医药书籍 520 卷，可谓前无古人；还有乾隆时设立“四库全书馆”，敕令纪晓岚任总纂官，于公元 1772～1782 年完成《四库全书》3503 种，79 337 卷；所谓“四库”，乃经、史、子、集四部，其中医药书籍计 191 部，对继承发扬我国传统医学提供了很大的方便。此外，还包括乾隆年间，于公元 1739～1742 年，敕令太医院院判吴谦等纂修的《医宗金鉴》共 90 卷，是一部重要的医药学文献著作。

《医宗金鉴》于乾隆七年即公元 1742 年刊行，很多人只知道是由御医吴谦主编的，实则总修官共有两人，除吴谦以外，还有御医刘裕铎。关于刘裕铎的在宫廷中的脉案记录，我们在整理清宫医案中见到刘裕铎之为医，古方、时方并用，颇有学术水平。

《医宗金鉴》一书，不仅由乾隆亲自谕旨太医院“尔等衙门该修医书，以正医学”而进行编纂，甚至书名也是：“钦定嘉名《医宗金鉴》，赤文绿字。”全书《订正伤寒论注》17 卷，《订正金匮要略注》8 卷，《删补名医方论》8 卷，《四诊要诀》1 卷，《运气要诀》1 卷，《伤寒心法要诀》3 卷，《杂病心法要诀》5 卷，《妇科心法要诀》6 卷，《幼科心法要诀》6 卷，《痘疹心法要诀》4 卷，《种痘心法要旨》1 卷，《外科心法要诀》16 卷，《眼科心法要诀》2 卷，《刺灸心法要诀》8 卷，《正骨心法要旨》4 卷，共 15 种，为我国综合性医书中十分完备者，其中有图，有说，有方，有论，有歌诀；自乾隆朝起，成为太医院医师的必修书，有太医院太医读书书目可以作证。

参加编纂《医宗金鉴》的诸太医中，有一部分太医的脉案，于现有的清宫医药档案中可以查得，除刘裕铎外，还包括当时任太医院左院判食五品俸记录三次的陈止敬，太医院御医加二级三次记录的武维藩，太医院御医加二级记录三次的花三格，以及太医院御医加一级记录二次的邓锡璋等多人，可见编纂者阵容还是相当可观的。

本书二百余年来皆为中医药界师带徒的必读之书。人民卫生出版社于1956年出版了影印本；1963年出版了排印本，对全书作了校勘；1979年再予校点出版。

（陈可冀）

状元医生陆润庠

在光绪三十二年的脉案档中，记载有慈禧太后的如下两则脉案。

第一例：

五月十六日，臣陆润庠、力钧请得：皇太后脉象左关弦，右关微滑。病由肝旺胃实，兼有湿气阻滞，不易运化，饮食不香。拟用开胃和肝之法调理。

制川朴一钱　化橘红一钱　焦麦芽三钱　炒枳壳一钱　生山栀去心一钱　川贝母二钱　炒丹皮一钱　片槟榔一钱五分　炒苡仁七钱　加鲜荷梗五寸

第二例：

五月十九日，臣陆润庠、力钧请得：皇太后脉象平和，左关稍弦，右关稍滑，饮食不多。自宜以理脾和胃，稍加疏泄之煎为治。

潞党参三钱　当归身一钱，酒炒　广皮一钱　炒於术二钱　炒白芍一钱　炙甘草二分　云茯苓三钱　半夏曲二钱　广藿香一钱　加鲜荷叶一角以上两脉案是治慈禧肝旺胃实，脾虚湿滞，以致少食不香的纪实。由药测证，五月十六日尚有胃脘胀而微痛、口苦心烦、舌红苔腻等表现；五月十九日则以面黄不泽，少气乏力，舌色变淡，苔未全化为特点。故前方采用化肝煎加减，后方拟投六君子汤增损。处方遣药，轻淡清灵，颇合江南温病学派的风格，与医官力钧给慈禧多次诊病的投方不同，显然治病的主导者是陆润庠了。

陆润庠不见于光绪年间的御医名单，为何能破例奉召入宫为慈禧请脉？读者要了解其中根由，还须从他的身世谈起。

陆润庠是江苏元和（今吴县）人，其父叫陆懋修(1818～1886)，字九芝，为陆贽之后。祖上系书香门第，通晓医理。懋修自幼秉承家学，深通古文和医学。咸丰中期，太平军占领江南，懋修迁居上海，钻研中医典籍《黄帝内经》和《伤寒论》、《金匮要略》，同时开业行医，颇有声望。

陆懋修对中医运气学说和仲景理论颇有研究，但思想方法偏于保守。从其所著《世补斋医书》可以看出：他欣赏研究仲景古医学的柯琴、尤怡等人，谓得仲景意较多，而对于明清两代敢于创新的温病派医家，则悉举得失，加以抨击。例如，他曾云："瘟疫有温、有寒，与温病不同，医者多混称。吴有性、戴天章为治疫专家，且不免此误。"还认为，吴中叶桂虽享盛名，著作流传最广，但其医案出自门人弟子，所传《温病证治》，也属门人笔述，不可尽信。他说："仲景撰用《难经》，温病即在伤寒中，治温病法不出《伤寒论》外。”讥讽叶氏《外感温热篇》开卷揭“温邪上受，首先犯肺，逆传心包”一语，不应经法，由于不识阳明病，遂误以胃热为肺热。懋修的这种泥古难化、抱陈守旧的作风，对年幼的陆润庠，通过潜移默化，产生了一定影响。

陆润庠生于清道光二十一年（1841），在同治十三年考取状元，曾授修撰、典试、侍读等职。他素性和气，平易近人，接物处事比较灵活，虽居高官厚禄，衣服食用未太铺张。遇到政局变化或心情忧郁时，常留于胸中不露声色。加之思想陈旧，在八国联军侵入北京，两宫西巡，陆能奔赴帝后行幸之地，表示“忠心”，因此博得了慈禧太后的赏识，升授礼部侍郎，充经筵讲官。继之晋升左都御史，管理医局，典顺天（北京）乡试，充会试副总裁，署工部尚书。

陆润庠的政治主张，以反对革新，恢复古制为己任。光绪三十二年，陆充当厘订官制大臣时，曾上奏文集云：“成规未可墨守，而新法亦须斟酌行之。”认为若不根据历史加以变通，“必至窒碍难行，且有变本加厉之害。”宣统元年，陆升任协办大学士，由体仁阁转东阁大学士，充当弼德院院长。溥仪上学时，陆做过他的“授读”师傅，兼顾问大臣。在此期间，他反对新建的曲阜学堂“杂聘外人”，以致“将来圣教澌灭，亦朝廷之忧”。他反对成立国会，指责留学生“于前古圣贤经传曾未诵习，道德风尚概未闻知，袭人皮毛，妄言改革；甚且包藏祸心，倡民权革命之说，判国家与君主为两途，布其党徒，潜为谋主”。甚至借财用枯竭为理由，建议酌停新政。污蔑资政院开议“戟手漫骂，藐视朝廷”，“学堂之设也，所聘皆未通经史之教员，其沿用教科书，仅足启发颛蒙，废五经而不读，祸直等于秦焚。暑假、星期，毫无拘束，彼血气未定者，岂不结党为非？”他要求停办国会，停办中小学堂，但鉴于清廷即将垮台，这些倒行逆施的做法未能得逞。

在慈禧、光绪执政的后期——光绪三十二至三十四年，作为医局主管的陆润庠，对太后和皇帝疾病的调治特别卖力。一方面，他借“世代名医”的招牌，亲自给慈禧太后请脉处方以示效忠；另一方面，迎合慈禧、光绪急于求医的心理，破太医院垄断宫廷治疗大权的陋习，敦促督、抚大吏保荐京城和全国各地大小知医官员来京为帝后治病。为此，西太后对他大为赏识，所赐甚厚。在清末扬州杜钟骏所著《崇陵病案·德宗请脉记》一书中，杜氏首揭“军机袁项城（袁世凯）、南斋陆元和（陆润庠）两尚书皆为函托”，浙江节署充戍政文案冯星岩中丞，调他赴京为光绪皇帝治病。又，施焕、吕用宾、陈秉均等为光绪皇帝处方，和杜氏均属同一类型的医生。

陆润庠做宣统“侍读”期间，据溥仪回忆，有一段奴才的趣闻。一次，溥仪无论如何不念书，只想到院子里看蚂蚁倒窝去，陆用了不少婉转的话劝幼小的溥仪，什么“文质彬彬，然后君子”，溥仪也听不懂，只是坐在那里东张西望，身子扭来扭去。陆看到溥仪不安心，又说了什么“君子不重则不威，学则不固”。溥仪反倒索性站起来要下地了。这时陆润庠着急得把“君臣”之分都忘掉了，忽然大喝一声："不许动！"溥仪吓了一跳，居然变得老实一些。这件事也许是陆忤逆帝意的唯一记载。

辛亥革命后留在清皇宫内当师傅的陆润庠，教溥仪不到一年便死了。就在这一年——1915年，清室授予他"太保""太傅"，谥"文瑞"，也算是表彰他为封建统治阶级"鞠躬尽瘁"吧！

不过，历史说明陆润庠的变化也不小。光绪末年，他在苏州创办了国内最早的纱厂和丝厂，充当封建官吏兼工业资本家的角色。若再回过头来看一看陆懋修反对中医温病学派的论述和陆润庠带有温病学派风度的两张处方，则颇具浓郁的讽刺意味了。

（李春生）

法国医官多德福为光绪诊病记略

整理清代宫廷医药档案时，发现一份法国驻京使署医官多德福为光绪皇帝诊病记录，时间为光绪二十四年九月初四日（即1898年，戊戌年），读来饶有兴趣。原文是：

光绪二十四年九月初四日，法国驻京使署医官多德福，蒙约诊视大皇帝，并恭悉亲交病原说略（即病情记录——编者按，下同），熟思面答之语：现得悉身体虚弱颇瘦，劳累，头面淡白，饮食尚健，消化滞缓，大便微泄，色白内有未能全化之物，呕吐无常，气喘不调，胸间堵闷，气怯时止时作，当日蒙允听诊，肺中气音尚无异常。现症运血较乱，脉息数而无力。头痛，胸间虚火，耳鸣头晕，似脚无根。加以恶寒而腿膝尤甚，自觉指木，腿亦酸痛，体有作痒处，耳亦微聋，目视之力较减，腰疼。至于生行小水（按：小便）之功其乱独重。一看小水，其色淡白而少，迨用化学将小水分化，内中尚无蛋青一质（按：尿蛋白），而分量减轻（按：或指尿比重轻）。时常小便频数而少。在说略注意遗精为要，系夜间所遗，感动情欲，昼间则无，而且白日似不能随意兴举。详细察悉皇上圣恙，定知由于腰败矣。按西医名曰腰火长症（按：或为泌尿系感染或结核）。若问腰之功用，则平人饮食之物入内致化，其有毒之质作为渣滓，由血运送至腰，留合小水而出，以免精神受毒。设若腰败，则渣滓不能合小水而出，血复运渣滓散达四肢百体，日渐增积，以致四肢百体有如以上所闻之乱。至于施治之法，总宜不令腰过劳累，而能令合小水同出之一。养身善法，总之莫善于惟日食人乳或牛乳矣，他物均不宜入口，每月约食乳六斤左右，而食牛乳时应加入辣格多思约一两五钱（此物系化取牛乳之精洁者，译名曰乳糖），如此食乳须数月矣。若以药而论，则外用洋地黄末实属有功，腰疼干擦，可安痛楚。西洋有吸气罐，用之成较亦然。照此养身之法行之，小便调和，喘气闷堵可除，以致病身大愈。其遗精之症，软弱而少腹皮肉既虚而无力，不克阻精之妄遗。宜先设法治腰，然后止遗精益易也。敝医官情殷效力管见若此，详开以闻。

这段记录译笔显然十分拙劣，且有不确之处，但仍反映了光绪皇帝的真实病情。光绪皇帝自幼身体孱弱，百病缠身，但病重如是，或当与政治风云变幻有关。

1898 年（戊戌年），发生资产阶级改良主义之维新变法运动。自该年 6 月 11 日光绪皇帝宣布变法至 9 月 21 日慈禧皇太后发动政变，历时 103 天，史称“百日维新”。维新运动以光绪的失败告终，其本人亦被软禁，成为阶下之囚。（按：该年 9 月 21 日，为农历八月初六日。）此脉案为农历九月初四日，约为变法失败后一个月。光绪皇帝缘于精神与肉体备受禁锢，病情骤变自不待言。然请外国医生看病（约诊），亦另有说法；即变法失败，光绪被禁，与外界隔绝，引起各国的关注，出于他们各自的利益，想方设法刺探消息，法国医官多德福入宫为光绪诊病亦有探听虚实之含意。若果真如此，则此诊视疾病之背后就带有一层神秘的政治色彩。

（周文泉）

在内廷服务的西洋人服用中药治病

我国自秦汉以来，中外医药交流就很频繁，与日本、朝鲜、越南及阿拉伯国家的交流尤为密切。随着中外政治、经济及文化等方面交往的增多，外国派驻使节来华及派员参加传教及文化等活动也不断有所增加，他们在华期间患病时，或服用自带之医药治疗，或服用中药治病，时有所闻。明末清初，西洋医学传入中国，中国人服用西药治病者有，西洋人在华工作服用中药者亦有，中医药交流有了新的发展。

在清代现存的医药档案中，除可见到康熙、光绪等皇帝有时请西医诊病服用西药的脉案记录外，还可见到在清宫内廷服务的西洋人服用中药治病的脉案若干则，现录其中数则以飨读者。

来华在清宫内廷工作之意大利画家、耶稣会士郎士宁（Giuseppe Castiglione）服用中药治病医案两则

第一例：

乾隆　年七月初六日院使臣刘裕铎、医士臣李永泰谨奏：奉旨看得西洋人郎士宁，脉息浮洪，由内受暑热、外感风凉，以致头疼身痛，发热恶寒，咽喉作痛，胸闷口渴，臣拟用疏风清暑饮调治。谨此奏闻。

疏风清暑饮

香薷二钱　羌活一钱　防风一钱　荆芥一钱　前胡一钱　薄荷一钱　川芎一钱　牛蒡子炒研，二钱　桔梗二钱　甘草生，八分　引生姜一片

初六日小太监胡世杰奏过。奉旨：知道了。

第二例：

乾隆　年九月二十三日医士臣李永泰谨奏，看得西洋人郎士宁，原系内停暑热，外感风凉之症，服过疏风清暑和中等汤，诸症已好，惟腰腿软些，今用金匮肾气丸常服调理。谨此奏闻。

九月二十三日小太监胡世杰奏过。奉旨：知道了。

按：意大利画家郎士宁，于公元1688年（康熙二十七年戊辰）7月19日出生于米兰，1715年（康熙五十四年乙未）8月27岁时来我中土，服侍于清宫内廷，住东华门外东堂。郎士宁专以绘画供奉内廷，经康、

雍、乾三朝，其画多参西法而施以中国之技术，声名甚著。曾绘有油画“香妃像”，名噪一时。乾隆皇帝曾数次亲临其侧，观其“运笔赋彩”和“丹青之技”；受到康熙、雍正、乾隆的召见及奖赏。公元1766年7月16日（乾隆三十一年六月十日）78岁时逝于北京。其墓志铭文如下：“乾隆三十一年六月初十日，奉旨西洋人郎士宁自康熙间入值内廷，颇著勤慎，曾赏给三品顶带。今患病溘逝，念其行走年年，齿近八旬，著照戴进贤之例，加恩给予侍郎衔，并赏内府银叁佰两料理丧事，以示优恤，钦此。”葬于阜成门外。

脉案中为其诊病的太医刘裕铎，于乾隆十年时任太医院右院判。此文所列为治郎士宁“暑热外感”的医方，疏散暑热，清热解毒，具有著名方剂香薷饮及荆防败毒散两方之长，对于夏月外感甚宜。后一则脉案所载为暑热表证已解，体质仍弱，用金匮肾气丸常服补肾培本缓调，亦甚有理。因当时郎士宁大约已近六十岁。

来华在清宫内廷工作的法国传教士张成（P. Jean Francois Gerbillon）医案一则

乾隆　年十二月初三日，臣陈止敬、臣王凤翔、臣李德晟谨奏：看得张成，原系脾肺两亏，中气不足之症，饮食懒少，肚腹溏泻，有时咽干咳嗽，形气疲弱，服过益气健中、扶脾、异功等汤，饮食渐增，溏泻已止，惟形气羸瘦，饮食不为肌肤，现今服归芍异功汤及云林润身丸，以补气生肌，缓缓调治。

归芍异功汤：人参三钱，炒白术一钱五分，茯苓一钱，陈皮八分，当归一钱，炒白芍一钱五分，扁豆二钱，麦冬一钱，炒谷芽八分，炙甘草五分，引建莲肉二钱。

养心殿总管刘沧州奏过，奉旨：知道了。钦此。

按：乾隆十年为本案例西洋人张成诊治疾病的太医陈止敬任太医院左院判，王凤翔为御医，李德晟则为九品医士。此方归芍异功汤养血补气，滋养营卫，调理肺脾，久服可以治气血不足，饮食少思，体瘦面黄，皮紧毛落等证。案中云林润身丸亦为旧时之成方。

由于当今我国与国际社会的交往已绝非当时所可比拟，中医药也已为更多之外籍人士用于防治疾病，录此数则在于帮助人们了解西洋人食用中药治病之一些史实，盖早有先例，原不自今日始也。

（陈可冀）

清代宫廷档案与北京同仁堂的历史

位于北京前门大栅栏内的同仁堂，是一座古老的中药店。它以成药丸散膏丹和药材品质之优良，而赢得人们的褒奖。名声渐传至大内，引起皇家对它的重视，成为蜚声遐迩的御前“当差”药房。

从清代宫廷的医药档案中，我们发现了同仁堂与大内御药房交往的一些公文，由此可以窥知该药店在清朝宫廷服务或“当差”的大略情况。

给都察院的墨文

道光十七年五月，同仁堂药商张大镛、店主乐清安，给都察院写了一篇呈文。文中称：“窃商民等立业同仁堂，御用药味已有二百余年。”现存的这份当年文件，揭示了该店与皇家发生联系的年代。

据考证，道光十七年为公元 1837 年。若上溯二百年，当是 1637 年，属明思宗崇祯十年。假如再从“余”字推源，时间当可能更早。因此，同仁堂给宫廷服务即当时所谓“当差”的年份，不能仅局限在清代，而应前推至明代。估计该店建立之后，不可能马上被皇家聘用，还须有一段树立信誉和被宫廷了解的时间，这段时间起码在十年以上。由此推测，同仁堂的建立，最迟似应在明熹宗天启年间，即公元 1627 年以前，距今约 360 年。

还有一种看法，认为清宫和同仁堂建立联系的时间是雍正元年，即 1723 年。雍正元年距道光十七年，只有 115 年，与此段记载不符合。

过去曾有人认为，同仁堂创设于清初，原系家庭制药小铺，至康熙四十年（1702）正式成立，世代相传，称为乐家老铺。用前述之看法来衡量，不尽一致。若以康熙年间同仁堂成为大药商算起，或可允合。

在全国的药店中，像同仁堂这样历史悠久的药店，确实是非常罕见的。

奉旨传如意长生酒

清内廷档案有如下记载：

光绪十三年九月十四日，总管莲英奉旨由同仁堂传来如意长生药酒。应用：

陈存捐性加减史国公酒四十斤；

陈存捐性加减五加皮酒六十斤；

鲜木瓜丝泡酒十斤；

外兑木瓜酒一百斤；

以上共合一处，蒸淋入缸内，数年捐妥用之。

这段文字说明了如意长生酒的来源、成分和配制方法。

从组成药物看，此酒系由四种药酒按比例勾兑而成。方中突出木瓜酒和木瓜丝的地位，意在侧重平肝和胃、祛湿舒筋、化食止渴、除胀消肿，以改善服药者消化系统功能的紊乱状态。加减史国公酒和加减五加皮酒偏重于除风胜湿、强筋壮骨、顺气化痰、添精益髓，用于治疗口眼歪斜、下部痿软、两脚疼痛、虚劳羸劳伤，“皆有奇效”。此酒陈放经年，捐除副作用，则饮用适口，服后血脉通和。

据《清宫太医院配方簿》载述，凡人虚损、劳伤、疼痛各症，总由气亏血滞。而运行气血，止痛舒筋，惟药酒合法，最为灵效。如意长生酒“大能充肌肤，坚发齿，长须眉，通筋骨，益血脉，壮精神，活筋络，补元气”，“专治男妇老人筋骨疼痛，手足麻木”，“饮食不化，肚腹不调”，“三十六种风，七十二般气”。此酒久服，可令气血充足，筋骨强健，乌须黑发，健体轻身，“得心如意，益寿延年”，“较他药见效尤速”。

光绪十三年，正是慈禧太后垂帘听政的时代。总管太监李莲英以梳头得宠，是年慈禧五十三岁，患有饮食消化较慢，胸膈不爽，大便不实，口眼抽动，动作自觉眩晕，步履酸软等症，属脾元尚弱，肝阳未平，气血未充，湿气阻滞。且生活优裕，进入老境，颇思益寿延年。同仁堂所制如意长生酒无论从名称和适应证，都与西太后的心理和病情相合拍。故所谓“总管莲英奉旨”，当是奉西太后之懿旨。于此可知，同仁堂配方在清代最高统治者的心目中，是很有影响的。

信誉至上

同仁堂与清宫皇家交往，主要通过给御药房承办药材和成品药物来实现。在这桩大宗交易中，该药店张姓药商和乐姓店主十分重视一个“信”字。

(一) 进货守信

自雍正年间起，大内要求同仁堂每三个月进货一次，不得违误。所进的药材和成药，须产地地道，质色兼优。因清宫内廷是一个臃肿庞大的机构，帝、后、妃、嫔、宫女、太监、行走、侍卫等多达万人以上，加之皇帝对外赏赐和急用药品，对药物需求量很大。御药房每次开列的药物“信帖”和“粘单”，少则近百种，多则达数百种。所以任务很重，颇难应付。

如乾隆四十八年（1783）秋季，弘历皇帝赴热河打猎，需带“随围药味咀片丸散”。由于御药房丸药不全，细料药味俱无，不敷应用，便“照例”立刻给同仁堂药商张世基下达紧急“粘单”，“限八月三十一日送至”。“粘单”内计开：

珍贵药品及药面有：牛黄五钱，冰片五钱，麝香五钱，朱砂五钱，雄黄五钱，犀角面四两，白及面八两。共七种。

普通地道药材有：茯苓一斤八两，苏叶一斤，陈皮一斤，半夏一斤，桔梗一斤，甘草一斤，赤苓一斤，厚朴一斤，黄芩一斤，羌活一斤，当归一斤，独活一斤，白芍一斤，枳壳一斤，菊花一斤，枳实一斤，柴胡八两，花粉八两，川芎八两，前胡八两，川连八两，金银花八两，薄荷八两，白蒺藜八两，滑石八两，木瓜八两，牛膝八两。共二十七种。

中成药品有：仙药茶一斤，藿香正气丸一斤，宣化丸五十丸，参苏理肺丸一斤八两，五福化毒丹十丸，清肺抑火丸八两，理中丸二十丸，败毒丸八两，寸金丹八两，上清丸一斤，搜风顺气丸八两，养胃丸八两，虎骨木瓜丸四两，枳术丸四两，健步虎潜丸四两，天麻丸四两，知柏地黄丸四两，大补丸四两，六味地黄丸八两，宁嗽丸八两，麦味地黄丸四两，胜金丹四两，桂附地黄丸四两，归脾丸四两，补中益气丸一斤，化痰丸八两，加味保和丸八两，益母丸二十丸，大健脾丸三十丸，资生丸五十丸，黄玉膏一两，胃苓丸一斤，四红丹二十丸，太平丸二十丸。共三十四种。

其它用品：西纸二刀，笔二支，墨一锭。

在这份“粘单”中，有此单“存案可也”的签字，表明所开诸物，同仁堂已如约圆满完成。

又如道光二十一年（1841），同仁堂药商张大镛，自七月起至九月止，给圆明园药房传取药有茯苓、当归等一百十七味，计重二百十六斤十二两八钱；十月起至十二月止，又为其进茯苓、茯神等一百五十味，计重二百五十二斤七两。除药物外，甚至连笔、墨、西纸、白本等办公用品，该店均能按期交货。

从以上记载可知，清宫大内给同仁堂下达购药任务不仅很重，而且带有强制性。同仁堂药商处理这项差事，表现出工作的高效率、一定的灵活性和坚持性。所以得以代代相传，至晚清，成为御药房的得力助手。

（二）价格守信

同仁堂药商在雍正年间与皇家签订合同，内有药价不变、先进货后领银之条款。在嗣后一百多年的漫长岁月里，药价不断上涨，甚至数倍于前。该店连年赔累，致资金不足，垫交内传药味，殊形竭蹶。药材送交上药房、寿康宫内药房、各处内药房之后，还须经过繁琐的手续，将银数由太医院查核具奏，得到批准，才能向广储司领取。每次购药约需银六七百两，均须半年后方能支领。加之在宫当差人役等常常从中作弊，勒索苛求，给同仁堂药商完成此项差事带来极大困难。至道光年间，该店垫支购药银两过多，难以应付。尽管如此，同仁堂药商对内廷仍维持雍正时代的药价，并具呈向皇帝反映药价暴涨的情况，在未得到“恩准”之前，不随便调价。

由于同仁堂坚持了信誉至上的原则，博得皇家的同情和信任。同治朝开始，“内廷药房”传用咀片药味，以及纸张、大赤金等项，均系传取同仁堂拣选上好纯洁药味，以备“供用内廷应用”，几乎垄断了皇家的药材采办业务，取得了“生意兴隆通四海，财源茂盛达三江”的经济效益。

同仁堂配方簿

光绪十一年（1885）六月初四日，清太医院将同仁堂配方簿抄存宫中。

此配方簿共一册，素纸抄录，黄绫册衣，标明“同仁堂丸散膏丹配方”。全书首列碧云散，末附益寿比天膏。其中有内科配方如朱砂安神丸等74首，外科配方如生肌散等4首，妇科配方如七制香附丸等4首，儿科配方如烂积丸等6首，伤科配方如黎洞丸等2首，喉科配方如清咽利膈丸等3首，眼科配方如黄连羊肝丸等9首，共计102首。各方中之药味、重量、制作方法，都分别一一注写，但不注适应证及服用量，外用药亦不注用法。

同仁堂配方簿所列丸散膏丹，有一些方的成分与市售的有别。例如，朱砂安神丸，市售为宋·李杲《兰室秘藏》方，由黄连、朱砂、生地、当归、炙甘草组成，功能镇心安神，清热养阴。而同仁堂配方无黄连、甘草，较前方增加了麦冬、天冬、五味子、元参、丹参、远志、茯苓、柏子仁、枣仁、人参，实是明·洪基《摄生秘剖》天王补心丹，效用亦较前方更偏重于滋阴补心。再如金匮肾气丸，市售的为《金匮要略》方，而同仁堂方在此基础上加入车前、牛膝，实是《济生方》肾气丸，较前方壮腰脚、利小便之力增强。

同仁堂配制药品还有一大优点，就是药材地道，选料精良，炮制得法，疗效较高。质量能够保证，买主比较放心。这些长处，对于清宫帝后和御药房，不能不具有吸引力。

基于上述分析，推测宫廷原有《御药房丸散膏丹配方》，还要抄录同仁堂配方簿，留在大内备查，可能是表示对所进同仁堂药物的信任和重视，并方便御医的应用而已。

“恩准”两大特权

众所周知，同仁堂在清代为御药房服务，享有预领官银、调剂药价的特权。查阅清宫档案得悉，这种权利的“恩准”，是该店几经曲折才争取到的。

预领官银之事，发生在乾隆和道光年间。当时，由于统治阶级政治腐败，生活奢侈腐化，致使民不聊生，全国物价上涨，药材也随之抬价，直接影响到同仁堂为内廷采购生药的买卖。为此，乾隆十三年七月，同仁堂药商向管理御药房事务的总管内务府大臣具呈，恳借银两，以助购药，曾获“恩准”。道光十六年，由于物价昂贵，同仁堂药商张大镛、店主乐清安，再次恳请预借官银，量为调剂，“因碍难准行”。后来，总管内务府“详加访查”，发现“该药行近年资金不足垫交”，“若不量为调剂，恐滋贻误”。于是经各大臣共同筹酌，拟请皇帝批准，令同仁堂先由广储司银库暂领银一千两，以便随时采办药味备差，待每季结算领银时扣还五百两，两季扣完，“归款后方准再行暂领”。并规定：“预领官银，必须专办。交官药味，不准归入同仁堂私行动用，致误官差。”还行文都察院，查照乾隆十三年借银成案，粘贴告示，明白晓谕，以免药商“以官银抵还私债，贻误官差，致干坐办”，藐法棍徒，无籍之辈，“借索私债，以致骚扰”。从而起到了官方出面保护的作用。

调剂药价之事，发生在道光十七年五月。那时，因“都城内外，同行公议，又涨药价”。同仁堂乃具呈递交内务府大臣，恳请“将药味按仿时价加增”。经内务府大臣转报，皇帝“俯准所请”，将此项药价批归崇文门宣课司报照市价核算，再请崇文门税务处讫复批准，即可调剂药价，去广储司领取银两。自道光帝批准同仁堂调价之后，晚清大内一直因袭沿用。光绪十四年(1888)御药房一张呈文中说，同仁堂药商“自本年三月一日起至三十日，所配合丸散等项药味，均已敬谨配合告成，全行交进，理合具稿核销”。“按照崇文门来文价值，缮写清单，共需实银七十六两二钱八分七厘。职等详查无异，理合附稿呈明，伏候堂台批准，照例移咨广储司，以便由本药房出具印领，赴银库领取银两”。这份呈文，可以看做是内廷执行皇帝调价旨意的最好证据。

同仁堂争得皇帝“恩准”的两大特权之后，扫清了在全国各省采办药味的经济和行政障碍，提高了该药店的社会地位。光绪三十三年(1907)，乐氏族人所设分店大有发展，“乐家老铺”增设达三十四处，远及上海、天津、汉口、长春、西安、长沙、福州等城市，真可谓在国内遍地开花了，该店在中药行业中影响之大，其它药店也是无法相比的。

(李春生)

皇太后日用与长寿

金梁所著《清宫史略》“经费”一篇，对皇太后日用作了如下记载：

猪一口，羊一只，鸡、鸭各一只。新粳米二升，老黄米一升五合，高丽江米三升，粳米粉三斤，白面十五斤，荞麦面、麦子粉各一斤，豌豆折三合。芝麻一合五，勺白糖二斤一两五钱，盆糖、蜂蜜各八两，核桃仁、松仁各二两，枸杞四两，晒干枣十两。猪肉十二斤，香油三斤十两，鸡蛋二十个，面筋一斤八两，豆腐二斤，粉锅渣一斤。甜酱二斤十二两，清酱二两，醋五两。鲜菜十五斤，茄子二十个，王瓜二十条，白蜡七枝，黄蜡二枝，羊油蜡二十枝，羊油更蜡一枝。红萝炭，夏二十斤、冬四十斤，黑炭，夏四十斤、冬八十斤。

篇中还说：“皇后、皇贵妃、妃、嫔、常在、答应及皇子、福晋均以次减。”

“日用”，为清朝内廷每天膳食、照明等所用的必需品。仅就上面所载，可知皇太后、皇后等挥霍浪费之大。令人瞩目的是：每天的膳食里都有蜂蜜、核桃仁、松仁、枸杞、晒干枣、香油等中国传统的延缓衰老药物，足见皇宫内对延年益寿的重视。

蜂蜜，色白者良，气味甘平无毒，自古以来就是世界各地人民喜爱的食品。本品含有葡萄糖、果糖，多种蛋白质、酶类，维生素 B_1、B_6、H、K、C 等，叶绿素的衍化物，生物刺激素，并含有四十七种微量元素。具有营养滋补，调整酸碱平衡和较强的抑制细菌和霉菌效用。《神农本草经》指出：蜂蜜“久服，强志轻身，不饥不老”，评价甚高。古代和近代国内外吃蜂蜜长寿者很多，例如：伟大的希腊古代思想家和医生希波格拉底，经常食用蜂蜜，活到107岁。创造原子理论的德莫克里特斯，恒以蜂蜜伴食，活到一百多岁。古希腊抒情诗人阿那克里昂，平生爱食蜂蜜和蜜酒，寿至115岁。罗马元老议员波里厄斯·罗米里厄斯，在其百岁寿辰的晚宴上，有人问他靠什么获得身心健康，他的回答是：“内服蜂蜜，外用油膏。”一百多年前，波兰一位名叫谬尔巴赫尔的老人，每天食用蜂蜜，活到120岁。苏联拉多日加运河上的纳齐村里，曾有名叫迪莫非的农民，主要依靠蜂蜜，活到107岁。……无怪乎有的国家如印度很早就把蜂蜜列为延年益寿饮料。

核桃仁，属传统补益类延缓衰老药物。其性甘温无毒，含不饱和脂肪酸甘油酯、维生素 B_2、钙、磷、铁等。功能补肾固精，温肺定喘，润燥滑肠。药理研究，给犬喂以含胡桃油的混合脂肪饮食，可使其体重增长很快，血清白蛋白增加，而血胆固醇水平之升高则较慢。说明它可能具有影响胆固醇在体内合成、氧化和排泄的作用。

松仁，以海松子为良。李珣《海药本草》谓其“主诸风，温肠胃，久服轻身延年不老”。古人也曾记载过“犊子少在黑山，食松子、茯苓，寿数百岁”的传说，但现代药理研究尚乏报道。

枸杞，为古代著名的传统延缓衰老药物，药用为其果实和根叶，唐代曾传蓬莱县南丘村多枸杞，其根盘结甚固，其乡人多寿考。昔贤刘禹锡作《枸杞井诗》说："僧房药树依寒井，井有清泉药有灵。翠黛叶生龙石甃，殷红子熟照铜饼。枝繁本是仙人杖，根老能成瑞犬形。上品功能甘露味，还知一勺可延龄。"枸杞含有甜菜碱、不饱和脂肪酸、氨基酸、维生素等，根皮中尚有胍类衍生物。临床及实验研究证明，枸杞具有抗脂肪肝、降血压、降血糖作用，还可用来治疗老年虚损性眼目昏花、视力减退，根叶又能用于治疗皮肤湿疹和解热消炎等，属于对老年人无病能补、有病能治的良药。

晒干枣，即是上好的红枣。红枣味甘性温，含有糖，蛋白质，维生素 A、B、C，环磷酸腺苷样活性物质，以及微量元素钙、磷、铁等。功能补脾调营，生津养胃。药理和临床研究证实，红枣可以增强肌力，保护肝脏。对于过敏性和原发性血小板减少性紫癜，也有较好的疗效。

香油，为芝麻的榨出物。芝麻又名胡麻，味甘平无毒，含有大量不饱和脂肪酸的甘油酯、芝麻素、叶酸、烟酸、卵磷脂、维生素 E 等。功能补肝肾，润五脏，养血润燥，滑利大便。药理研究示胡麻能够降低大鼠之血糖，使其肌肉和肝糖原含量增加。它还能提高肾上腺中抗坏血酸及胆甾醇含量，使肾上腺素功能受抑制。对于造血系统，有增加红细胞容积之倾向。它所含的维生素 E，被称为自由基净化剂，有显著的延缓衰老作用。

上述六种，味道甘美，既是药物，又是食品。如能长期服用，对于健身延寿，定可获益良多。

（李春生）

康熙的健身术

清圣祖名玄烨，为世祖福临之第三子。公元1654年5月4日生于北京景仁宫，1722年12月20日死于北京西郊畅春园。因年号曰“康熙”，世称“康熙皇帝”，享年69岁半，寿命之长，居清代诸皇帝之第二位。

康熙生平服药较少，他所以能寿近古稀，有自己的一套健身术。康熙五十六年，他在总结自己健身经验时说：“古帝王寿年不永，书生每致讥评。不知天下事烦，不胜其劳虑也。人臣可仕则仕，可止则止，年老致仕而归，犹得抱子弄孙，优游自适。帝王仔肩无可旁委，舜殁苍梧，禹殂会稽，不遑宁处，终鲜止息。洪范五福，终于考终命，以寿考之难得也。易遁六爻，不及君主，人君无退藏之地也。岂当与臣民较安逸哉！朕自幼读书，寻求至理。府库帑金，非出师赈饥，未敢妄费……少时即知声色之当戒，佞倖之宜远，幸得粗致谧安。今春颇苦头晕，形渐羸瘦。行围塞外，水土较佳，体气稍健，每日骑射，亦不疲乏。……死者人之常理，要当于明爽之时，举平生心事一为吐露，方为快耳。”（见《清史稿·圣祖本纪三》第二九三页）由此可见，康熙是将行俭朴、戒声色、习骑射、广胸怀作为延年益寿的主要手段。这里仅举其一二，以观大略。

康熙所行俭朴，是与明朝宫中费用相比而言。康熙四十九年，玄烨对大学士等说："明朝费用甚奢，兴作亦广，一日之费，可抵一年之用。其宫中脂粉钱四十万两，供应银数百万两。至世祖皇帝登极，始悉除之。紫禁城内一切工作俱派民间，今用现钱雇觅。明季宫女至九千人，内监至十万人，饭食不能遍及，日有饿死者，今则宫中不过四五百人而已"。又传谕户部说："国家钱粮，理当节省，否则必至经费不敷。每年有正额蠲免，有河工费用，必能大加节省，方有裨益。前光禄寺一年用银一百万两，今止用十万两。工部一年用二百万两，今止用二三十万两。"以上康熙皇帝关于节约之言论，虽未直接涉及他本人，但他本人于康熙二十五年以前，大半时间住在畅春园，其处"茅屋涂茨，略无修饰"，生活比较简单，"每日进膳二次，次外不食别物，烟酒及槟榔等皆属无用"（《八旗通志·敕谕》）。不吃补药，也不要人按摩。因此较之明代皇帝，也还是不算铺张浪费的。

康熙皇帝之习骑射，目的在于锻炼身体。玄烨认识到人到老年，齿落发白"如天地循环之理，如昼如夜"，是正常的、必然的规律，不必去寻找长生不死的灵丹妙药。《圣祖仁皇帝圣训》载玄烨云："吾人年老而经事多，则自轻易不为人所诱。每见道士自夸修养得法，大言不惭。但多试几年，究竟如常人，齿落发白，渐至老惫。凡世上之术士，俱欺游人而已矣。神仙岂降临人世哉?"1689 年，康熙南巡至江宁，有人献《炼丹养身秘书》一册，康熙对身旁诸医说："凡炼丹修养长生及师巫自谓前知者，皆妄诞不足信，但可欺愚民而已。通经明理者，断不为其所惑也。宋·司马光所论甚当，朕有取焉。此等事朕素不信，其掷还之。”他很重视锻炼，注意安排劳逸得当。《庭训格言》载他主张“恒劳而知逸”，称“世人皆好逸而恶劳，朕心则谓人恒劳而知逸。若安于逸，则不惟不知逸，而遇劳即不能堪矣。故《易》云：天行健，君子以自强不息。由是观之，圣人以劳为福，以逸为祸也。”所以他坚持时常到郊外打靶、狩猎。所谓骑射、哨鹿、行猎，皆自幼学习（见《康熙政要》）。而且提倡汤泉浴，甚至游泳。据《清史稿·圣祖本纪》载，玄烨首次出外打围的时间是康熙四年十月癸亥，年仅十二岁。末次出外打围的时间是康熙六十一年冬十月癸酉，距其去世仅一个多月。自首至末，共打围 35 次。打围地点以南苑最常至，其次涉及霸州、保定、南山，以及塞外的乌拉、博洛和屯、巴颜沟、马尼图等。康熙打围的场面也非常神武壮观，据载，康熙二十一年十一月乙亥，“上猎于南山，发矢殪三虎”；“三十五年己丑，上御甲胄……下马亲射，十矢九中……众喀尔喀环瞩骇叹曰，真神威也”；“三十七年冬十月癸卯，上行围，射殪二虎，其一虎，隔涧射之，穿其胁。丁未，上行围，枪殪二熊”；“四十年八月……甲申，上次马尼图，一矢穿两黄羊，并断拉哈里木，蒙古皆惊”。康熙五十八年，尝于行围幄次，谕近御侍卫诸臣曰：“朕自幼至老，凡用鸟枪弓矢，获虎一百三十五，熊二十，豹二十五，猞猁狲十，麋鹿十四，狼九十六，野猪一百三十二，哨获之鹿，凡数百。其余射获诸兽，不胜记矣。又于一日内射兔三百一十八。”他不但自己如此，还告诫年幼诸王读书习骑射。在康熙的熏陶下，他的孙子乾隆皇帝弘历自幼喜欢打猎和运动，体魄健壮，寿臻八十九岁。

康熙皇帝之胸怀宽广，表现在他能深谋远虑，除掉权臣鳌拜，完成统一中国大业。嗣后，曾南巡六次，行至江苏、浙江。东巡一次，登泰山，祀东岳。西巡一次，幸太原、西安。出塞四次，驻毕多罗诺尔、克鲁伦河、狼居胥山、索岳尔济山。又幸五台山四次。一生喜爱周游四方，赋诗泛舟，也是他多寿的原因之一。

（李春生）

雍正怒杀道士贾士芳

中国历史的长河中，存在着一种奇特的现象，即许多朝代的帝王，与道士都有着密切的交往。

道士，又称“道人”或“方士”，是指奉守道教经典规戒并熟悉各种斋醮祭祷仪式的人，一般指道教的宗教职业者。道教起源于汉代，其第一代“天师”张道陵，系江西省龙虎山人，被称为“玄教宗”。道教所讲经论，以《老子》为本，次讲《庄子》及《灵宝升玄》，其余众经，或言传之“神人”，篇卷非一。业其术者，常行诸符禁，善用金丹玉液长生之事，来迎合帝王将相贪生怕死的心理。故历史有不少帝王，拜倒在他们脚下，并为此耗费甚巨，不可胜记，历代因服食金石而中毒者也屡见不鲜。

清代皇帝虽然汲取历代服食金石药物中毒的教训，但对待道士，还当做“异人”，倍加优遇。突出者如京师西便门外白云观道士，更是横行无忌，《清朝野史大观》载其“交通宫禁，卖官鬻爵”，办了不少坏事。雍正初年，观中有游方道士贾士芳者，怡亲王允祥认为他“精通医术”，把他推荐给雍正皇帝胤禛。胤禛召见后，感到他虚诈不实，便打发出去不用。贾士芳于是周游河南等地，采用符咒和医术相结合的方法，既治人又骗人，很快名扬四方。适逢雍正皇帝给地方大吏下达密谕，要求他们“竭力代朕访求”“有内外科好医生与深达修养性命之人或道士”，“朕自有试用之道”。于是浙江总督李卫再次将贾士芳推荐给雍正皇帝。雍正命河东总督田文镜将贾士芳送到北京，贾士芳才开始给雍正治病。由于贾稍通医术，又擅长按摩，加以善用符咒，出神入化，并善于揣摩迎合，吹牛拍马，故一显身手，疗效甚高，身价倍涨。雍正十分得意，寄信给宠臣云、贵、广西总督鄂尔泰说：“朕躬违和，适得异人贾士芳调治有效。”九月的一天，贾道士给雍正治病，一面用手按摩，一面口诵经咒。他念念有词地说：“天地听我主持，神鬼听我驱使。”雍正帝听罢，勃然大怒，认为贾士芳触冒了皇帝尊严，犯了“大不敬”罪。立命停止治疗，将贾士芳下狱审问，定为死囚。十月即行处斩，连家属也难幸免。

清朝雍正帝怒斩道士，是中国历史上罕见的奇闻。这件事情并非由于帝王认清了道士真面目，所以不属于“英明”的决断，更没有丝毫高明的地方，其学术价值远远低于李时珍批判方士让人服食金石药物的举动。也正因为如此，雍正帝此举未起到阻止道士欺骗人民的罪恶行径的作用。所以至同治、光绪年间，总管太监仍与白云观道士高峒元结为盟兄弟。峒元以神仙之术迷惑慈禧，晋封峒元为道教总司，与南派龙虎山正乙真人并行。峒元常入宫数日不出，于此可知道士在清代之地位没有丝毫动摇。

（李春生）

雍正唇、耳病小议

清世宗爱新觉罗·胤禛，生于康熙十七年（1678），康熙六十一年底继位，即为雍正皇帝，卒于雍正十三年（1735）。雍正笃信佛教，曾自号“圆明居士”、“破尘居士”，甚至撰写佛学著作，编辑名僧语录，还曾写诗，自谓是不着僧服的野僧。但这也没能保佑这个佛门之徒不生病，而且还没有活够一个花甲便死去了。雍正患病，也仍然要御医为之施药治疗，譬如其唇、耳疾病的中药外治法，宫中均有明白的记载。

首先看雍正的茧唇外治法。宫中记载有：

雍正十一年十一月二十五日，总管李英传旨：问大夫们上茧唇的方，钦此。臣钱斗保、王炳议用辰砂益元散一钱，蜂蜜二钱调搽。李英随奏过，奉旨：伺候，钦此。

由此可知雍正在其五十五岁时患过茧唇症，而让御医献上治茧唇方药，伺候应用。茧唇，又名茧唇风、白茧唇，《疮疡经验全书》等均有此病名。一般初起时口唇局部出现硬结，逐渐增大，白皮皱裂，形如蚕茧，而得名；或翻花如杨梅、如灵芝、如蕈状等不一，溃破后时流血水，而成败证。如明代《寿世保元》描述为“若唇肿起白皮，皱裂如蚕茧，名曰茧唇，有唇肿重出如茧者，有本细末大，如茧如瘤者”。故此类疾病似属于现代医学之唇癌等症。另外也有的中医著作如《杂病源流犀烛》，称茧唇“又名紧唇，又名沈唇，其状口唇紧小，不能开合，不能饮食，大是奇病，不急治则死”。至于紧唇、沈唇之病名，则早在隋代《诸病源候论》和唐代《备急千金要方》中就已有了。中医理论认为，脾气通于口，脾之荣在唇。茧唇之症，多由思虑伤脾，厚味积热伤脾，肝经怒火风热传脾，心火传授脾经，而致脾胃积热；或阴虚火动，火毒蕴结于唇部所致。治疗当据病因、证情，有滋阴润燥降火、通便泄热、清肝、健脾等法，内服方有清凉甘露饮（《医宗金鉴》）、凉膈散、加减八味丸、柴胡清肝汤、济阴地黄丸、补中益气汤等。《杂病源流犀烛》及《类证治裁》等书治唇口紧小、不能开合之茧唇症，则以内服薏仁汤，外敷黄柏散等治疗，此为渗湿清热之法，治疗脾经湿热之症，此当以唇部肿胀为主要表现者。

御医为雍正开的处方是用蜂蜜调辰砂益元散外搽。辰砂益元散又名辰砂六一散，一般配方是：滑石六两，甘草一两，朱砂三钱，为细末。本方若内服可治暑热烦渴、惊悸多汗、小便不利之证，外用则有清热渗湿解毒之效。由此推断，御医处方所治之茧唇，似当属唇肿口紧之紧唇症。《证治准绳》等书治疗茧唇用黄柏散，与上述方子有类似功效，由黄柏、五倍子、密陀僧、甘草组方。这个方子对于研究唇病的外治或有一定参考价值。

雍正患耳疾的外治法也饶有趣味。

雍正二年五月初一，太医院院使刘声芳所开处方如下：

雍正皇帝塞耳方

磁石豆瓣大一块，用棉花包裹。

麝香豆粒大一块，用棉花包裹。

雍正九年六月二十八日，御医钱斗保、林祖成、赵士英和翟文益，又为雍正开了个“聪耳棉”处方：

石菖蒲五钱　连翘五钱，去瓤

为细末，每个用五厘，绢包。聪耳。

从这几个处方推测，雍正在继位后不久及五旬以后曾患耳鸣、耳聋或头眩等症。磁石辛寒，入肝、肾经，常用治肾虚肝旺之症。肾开窍于耳，肾虚则耳不聪，磁石有益肾聪耳之效，如《神农本草经》谓磁石“除大热烦满及耳聋”，《本草纲目》亦称它有“明目聪耳”之效。麝香辛温，芳香走窜，有很强的开窍启闭、通络散瘀功效。《本草备要》称麝香“治耳聋”，当与其通闭利窍作用有关。石菖蒲辛温，含芳香性挥发油丁香油酚、细辛醛等，有化痰宣壅、开窍通闭的功效，因而能“通九窍，明耳目”（《神农本草经》）。连翘苦微寒，清热解毒而散结，与石菖蒲配合塞耳道，适用于耳聋耳鸣而有热象者。

中药塞耳以治耳疾在祖国医学中有悠久的历史。早在唐代的《备急千金要方》中就载有许多这类治方，如“治耳聋方”中有方：“烧铁令赤，投酒中，饮之，仍以磁石塞耳中，日一易，夜去之，旦别著，”又有方：“菖蒲、附子各等分，末之，以麻油和，以绵裹，纳耳中。”该书中塞耳诸方所用之药，如细辛、菖蒲、附子、白芷、芎䓖、生姜、薰陆香、桂心等，多属味辛性温之品，因辛散、温通而能通窍开闭。到明代《本草纲目》中，亦记载有许多塞耳方，如：用磁石一小粒，放入病耳内，治耳聋；用骨碎补削作细条，炮过，乘热塞耳中，治耳鸣、耳闭；用硫黄、雄黄，等分为末，棉花裹着塞耳内，治突然耳聋，用细辛末溶在黄蜡中，团成小丸，每棉裹一丸，塞耳中，名“聪耳丸”，治耳聋。本书还记载，用菖蒲汁滴耳中，治病后耳聋。由此可知，清宫御医为雍正治耳疾的塞耳外用方，是根据古代医著和前人经验，并结合患者证情而拟定的。虽然尚未见宫廷医案中对于此法疗效的记载，推想当有一定效验，不然的话，往“至尊之体”的皇帝耳朵里塞药而又毫无效果的话，御医岂不是自找难堪吗！

清代皇帝之中，用中药塞耳外治耳疾的记载最多者当推光绪帝载湉。光绪自幼多病，二十七、八岁即患耳鸣脑响，三十几岁时便耳窍不灵，听不真切，故常用内服外用药治疗耳疾。今可见到有明确记载的外治方即有十余首，如利窍通耳方等大多为塞耳方。此法之应用，在清代不仅见于宫廷内，一些影响较大的医著中也有记述。乾隆年间沈金鳌的《杂病源流犀烛》卷二十三“耳病源流”中谓：“……暴聋者，皆卒聋也，须用塞耳法。”该卷中治耳病方有“透铁关法”颇有趣味：“活磁石两块，剉如枣核大，搽麝香少许于磁石尖上，塞两耳窍中，口内含生铁一块，候一时，两耳气透，飒飒有声为度，勤用三五次即愈矣。”刊行于同治年间的中医外治法专著《理瀹骈文》中，有聪耳锭、通耳锭、远志磁石锭等塞耳的制剂。该书指出：“外治之理即内治之理，外治之药亦即内治之药，所异者法耳。医理药性无二……”这对于我们分析塞耳方的作用机理及其用药规律，也是很有启发的。如雍正治耳病塞耳方所用之磁石、菖蒲、麝香等药，也是耳聋耳鸣等症内服药治疗之常用药。

塞耳方的应用，一般具有较安全稳妥、副作用小、用药量少、方法简便等特点，唯近年来运用或验证者尚鲜见，故对其具体用法和疗效尚待进一步研究考察。

（张文高）

乾隆皇帝的长寿与龟龄集医方

清高宗乾隆皇帝（1711～1799），讳弘历，为清世宗雍正皇帝之第四子。于康熙五十年八月十三日生于雍亲王府邸，嘉庆四年正月初三日崩于养心殿，葬于裕陵（位置在今之北京东北方马兰峪）。终年八十九岁，其寿命为中国夏、商、周三代以下历朝皇帝之最长者。

历代帝王中，高寿者屈指可数。年逾七十岁以上的皇帝仅七人，若按寿命排列，则乾隆皇帝名列第一。他自己对此也十分得意，于乾隆四十五年，所谓“七旬万寿”时，特撰《古稀说》，刻“古稀天子之宝”及“五福五代堂，古稀天子宝”印章，以志庆贺。八十岁时，又镌“八徵耄念之宝”印，认为“仰荷天眷，至为深厚”，并踌躇满志地写道：“不特云稀，且自古所未有也。”清代金梁所著的《清帝外纪》一书中，转载了乾隆皇帝八十三岁寿诞时，英国大使马嘎尔尼（Earl George Macartnoy，1737～1806）晋见后的日记，写道：“观其风神，年虽八十三岁，望之如六十许人，精神矍铄，可以凌驾少年。饮食之际，秩序规则，极其严肃，殊堪惊异。”可谓对乾隆皇帝的老而强健的生动写照。笔者查阅了乾隆皇帝的临终前脉案记录，如乾隆六十三年（宫中纪年，实为嘉庆三年）十二月十五日脉案载：“皇上圣脉安和，心气安宁，今止汤药。”临终前两天（即嘉庆四年正月初一）脉案写的是“皇上圣脉安和，惟气弱脾虚，议用参莲饮：人参一钱五分，建莲肉三钱，老米一钱，炒，水煎服。”足证乾隆皇帝并无痼疾，似是老衰而终。

乾隆皇帝的长寿原因，除经常弯弓习武、汤泉沐浴等因素之外，可能与经常服用补益增寿方药有很大关系。他常服的补益增寿方药有六种以上，其中最重要的乃是龟龄集和龟龄酒。

据脉案记录得知，乾隆皇帝特别关心龟龄集药的有关情况，常常传旨问总管：“药房的龟龄集察察还有多少。”而且对每次制备龟龄集的处方和制备有关事宜都亲自过问，极为认真，特别重视。

龟龄集以龟龄作方名，是取龟之长寿，比喻可以增寿之意。龟性迟钝，能耐饥渴，寿颇长，可至百岁以外。故《抱朴子·论仙》曰："谓生必死，而龟鹤长存焉"，《抱朴子·对俗》亦说："知龟之遐寿，故效其道，引以增年。"龟龄集一方，虽以龟龄命名，但未用以滋阴养血为长的中药龟板及龟板胶，全方与此相类的药物也很少，但多数为补肾助阳强壮之品，约占全方药味总数一半以上。宫中之龟龄集处方与《集验良方》及《全国中成药处方集》所收录之龟龄集有所不同，药味相差多种。且宫中选药严格，制作精细。据宫中《龟龄集方药原委》称，此药"每服五厘，黄酒送下，浑身燥热，百窍通知，丹田微热，萎阳立兴"。因此，本方用于阳虚老年人尤为相宜。

现在，我国山西省有专门生产龟龄集的药厂。据该厂说明书介绍，其方与宫中龟龄集虽略有不同，但性能无大差别。笔者曾以此方治疗老年肾虚者，临床确有一定效果。不少患者性激素水平得以改善。

显见，龟龄集可能为强壮益寿之好方药。凡身体虚弱、精力衰退、头晕眼花、遗精阳痿者，不妨一试。然倘服此药，不宜操之过急，量不宜大，以少量长期服用为妥。否则，缘于本方温燥药多，可出现咽干舌燥之象，临床尚需审慎。

清代宫廷亦时将龟龄集制成酒剂，称之龟龄酒，酒性温，可通血脉、御寒气、行药势，故药酒效果当更速。且年迈之人，每日少饮此药，一则可以补益强身，二则可增强血液循环，促进新陈代谢。使之精力充沛，充满活力。按：龟龄酒，山西省亦有成批生产，并投放国际市场。

（周文泉）

乾隆朝的一些长寿医方漫谈

清朝的第四代皇帝乾隆，号长春居士、信天主人，又称古稀天子、十全老人。生于公元 1711 年 9 月 25 日，卒于 1799 年 2 月 7 日，为夏商周以来寿命最长的皇帝，体格甚健，终生未用眼镜，临终前不久尚能读书写字，死前两年尚能外出狩猎。据 1773 年为弘历画像的画家潘廷璋（Joseph Panti）、做过翻译的神父蒋友仁（Father Bemoist）所论，他们都对乾隆引人注目的坐态及生气勃勃的生命力很有印象。1793 年，随同一使团来华的乔治·斯丹东（George L. Stauntan）也谈到乾隆“走起路来坚定挺拔”，很健壮。

乾隆皇帝的身体强壮长寿，和其喜爱运动有关。史称乾隆帝“善射”，每夏日引见武官以后，常在宫门外较射，秋天出塞时亦复如此；射时均以三番为率，每番三矢，每发多中圆的，九矢中可六七，己巳年十月，偶在大西门前射，九矢九中，钱东麓惊为异事，乃作《圣射记》进呈，叹“圣艺优娴”云云。

有人认为乾隆皇帝的长寿和其日常所用的抗老医方不无联系。按：乾隆常用医方如龟龄集及太平春酒将另有专文论述外，此处拟就清宫医药档案中所载之补肾健脾两类医方作一小议。

一为“秘授固本仙方”。此方为41种药物组成，以丸剂方式缓调，方中由补骨脂、鱼鳔、马驴肾、鹿茸、黄狗肾、益智仁等大队补肾强壮药组成，故名“固本”，所谓“固本”，盖即“固肾”；因中医学术认为肾为先天之本，先天之本既充，体质当自康健。

另一为“健脾固肾壮元方”，由九香虫、杜仲、车前子、鹿茸、淫羊藿、枸杞、怀山药等所组成，方中配有香附、木香等药，使本方在达到补益作用的同时，避免有脘膈胀闷的副作用，而起健脾作用。九香虫为蝽科昆虫，《本草纲目》称此药可治尿频、腰腿酸软及阳痿，伍以补肾药物，效果可更明显。

纵观清宫抗老保健长寿医方，除上述方剂外，尚有具补肾作用之长寿广嗣丹、三一肾气丸等，具补脾作用之八珍膏、补益资生丸等，具双补脾肾作用之补益蒺藜丸、琼玉膏、五芝地仙金髓丹等，具补气血作用之噙化人参、黄芪膏、百龄丸、保元益寿丹、松龄太平春酒方等，当辨证应用为是。有些医方阐述疗效谓“其妙不能尽述”，从当代科学水平要求，尚应进行系统的临床研究，并进行一定数量的动物寿命实验研究，加以证实。

乾隆皇帝由于体力较强壮，能够完成多次“微服出巡”的长途旅行，各处游山玩水，所到之处，吟诗题字，兴致甚浓；诗稿之多，竟达数万首之谱，虽然其中部分系近臣所修饰，但多为有所感怀而作者，故乾隆实一文武双全之皇帝。历史上所称的“乾嘉盛世”，与其健康长寿不能说没有关系。

（陈可冀）

酒及清代宫廷的益寿酒剂——松龄补酒与椿龄补酒

酒，味辛、甘，具通血脉、御寒气、行药势之功效。《本草纲目》称："面曲之酒，少饮则和血行气，壮神御寒。"适量饮酒于身体有益，将药与酒结合制成药酒，则纯属治疗或健身之品。

药酒之制作亦并非近代事。汉·班固所著《白虎通义·考黜》中称："鬯者，以百草之香，郁气合而酿之，成为鬯。""鬯其酒"当是芳香之药酒。嗣后，药酒一直被医生所沿用，并逐步加以丰富和提高。药酒之应用范围亦随之更为广泛，其数量之多可达数千种。如果以其功用归纳，不外补益健身、疗疾治病两类，其中属治疗类酒剂尤为复杂，可谓变化万千；而补益类药酒更引人注目，远在《中藏经》中即有延寿酒，唐代寿星孙思邈之《千金方》中尚有延寿白术酒等多种。宋代的《圣惠方》中亦有地黄酒、丹参酒等。元·邹铉所撰的《寿亲养老新书》为防治老年病之专著，其中亦载有枸杞子酒，认为久服可"明目驻颜，轻身不老"。《本草纲目》作者，明代大医药学家李时珍，也主张用黄精、苍术、枸杞、侧柏、天门冬等制酒，称可以益精髓、壮筋骨、乌须发。不惟如此，民间亦流传有许多益寿酒之药方，当今仍引起人们的重视。

笔者在对清代宫廷医药档案（明代及明代以前散失阙如）这一宝贵医学遗产进行发掘研究时发现，清代宫廷医药宝库中除有大量脉案、配方及其它医药记录外，尚有许多组方严谨、制备精细的药酒方，据服用情况记录得知，大多疗效颇著。其中补益增寿的药酒甚多，尤值得重视和研究。

历代帝王均梦寐以求长生不老、寿享遐龄之术，清代皇帝亦不例外，所异者，清代统治者有鉴于历代皇帝为求长寿服用金石丹药而受害之教训，尤为重视体育锻炼和药饵补益，对具有益补增寿功效的药酒殊为推崇。究其原因，因益寿药酒疗效显著之外，抑或与其味道甘美，酒气馨香，适于久服有关。

服用药酒进行补益增寿，是清代宫廷医疗之一大特色。清代宫廷的大内配本中，便有补益增寿药酒多种。乾隆皇帝的益寿医方颇多，其中常用者六，而酒剂竟占一半。如龟龄酒、松龄太平春酒、椿龄益寿酒等。慈禧（那拉氏）所常饮用的夜合枝酒亦是寓疗疾与益寿并行之补酒。甚至身体孱弱的光绪皇帝，还不时饮上一小杯葡萄酒佐餐补益。显见，益寿滋补酒剂在清代宫廷中是颇受重视并广泛饮用的。

松龄太平春酒是乾隆皇帝十分喜欢饮用的补益药酒。该酒系将熟地、当归、红花、枸杞、佛手、桂圆肉、松仁、茯神、陈皮等十余种药物，入布袋内，以玉泉等三种酒经特殊加工而成。其味甘美，浓度颇低，每服一小盅，日二次。具有健脾益气，养血活络之功效，老年人坚持服用此酒，可使身体健壮，精力充沛，惠受其益。

方中熟地，乃滋阴补肾、养血生精之圣药，能“通血脉、益气力”(《珍珠囊药性赋》),“填骨髓，长肌肉，生精血，补五脏”(《本草纲目》),“补肾中元气”(《本经逢原》),为主药。当归具补血和血之效，功能“补五脏，生肌肉”(《名医别录》),“治一切风，一切血，补一切劳”(《日华子本草》),“和血补血”(《本草纲目》)。此药临床极为常用，大都用于养血和血。如《金匮要略》之当归生姜羊肉汤、当归芍药散及当归苦参丸，《千金翼方》之当归建中汤、《局方》之四物汤等等，不胜枚举。当归制剂在防治老年病方面具有良好作用。如当归注射液治疗血栓栓塞性疾病，很有效果。其所含之维生素 B_{12} 及叶酸类物质，具抗恶性贫血作用。当归口服粉剂可抗实验性动脉粥样硬化。当归及其有效成分阿魏酸钠对大鼠动脉壁前列环素（PGI_2）样物质的生成及对血小板聚集性均有良好影响，对老年心血管病的防治有很大意义。其余药物对于防治老年病大多有益。可见古人的经验与科学验证大致相符。

松龄太平春酒，又称太平春酒。清宫对此酒非常重视。据脉案载，远于雍正十一年（1733）十月，宫廷已经大量制作服用。乾隆皇帝对于此酒甚是关心，据奏折记录：“乾隆十五年（1750）四月初七日，刘沧州传旨问刘裕铎（按：刘为御医）太平春酒方药性。刘裕铎看得太平春酒药性纯良，系滋补心肾之方。刘沧州随口奏过。”嗣后乾隆皇帝又降旨对方中某些药的剂量进行调整，“在双鹤斋煮过”。延及乾隆十八年八月，乾隆皇帝又示：“太平春酒苦些，其中佛手味苦，应减去。”至乾隆四十五年又对该方组成作了调整，继续制作服用。

此酒以松龄冠其名首，比喻可以增寿。松树为常绿之树，其龄久长，经冬不凋，故古人常以松鹤并提，所谓“松鹤延年”，方中松仁，为治风痹、润肠之药，亦为延年益寿之品，所谓“松球内老亦有子”，喻老而健。古人也有用松叶酿酒者，如北周庾信《庾子山集·五赠周处士诗》云：“方饮松叶酒，自和游仙吟。”唐·李商隐也有咏松叶酒的诗句。

至于椿龄益寿补酒所述之椿龄，亦为寿徵，《庄子·逍遥游》有“上古有大椿者，以八千岁为春，以八千岁为秋”，人们祝寿亦多以“椿龄”及“椿年”作类比，如有“谁谓椿龄多”及“椿年喜渐长”等颂句。故古人以椿庭称父，椿萱称父母，《全唐诗·牟融送徐浩诗》有“知君此去情偶切，堂上椿萱雪满头”句，可以概见。

椿龄益寿补酒系由连翘、侧柏、槐花、当归、地榆、陈皮、条芩、厚朴、苍术、松仁等药与酒特殊加工而成。具有养血活血、润肠通便、清热止血之功效。此方除具补益强壮之作用外，尚对老年便秘、痔疾有治疗之效果。其中地榆除治吐血、便血、痔漏之外，《本草纲目》尚指出：“汁酿酒：治风痹，补脑。”现代药理研究证实，该药除有止血、止吐、抗菌作用外，尚能使小鼠的动情周期显著延长。连翘可以清热解毒，实验研究示具有杀菌、镇吐、强心等作用。其它如苍术、厚朴、陈皮等尚具健脾开胃功效，于食欲不振者大有裨益。

宫中之补益酒剂尚有很多种，此仅略举长寿皇帝乾隆之益寿补酒两种，以见一斑。

（周文泉）

道光皇帝脉案拾零

道光皇帝（清宣宗，名宁）为嘉庆之次子，乾隆四十七年（1782）八月初十日生于撷芳殿，道光三十年（1850）正月十四日崩于圆明园慎德堂。终年 68 岁。

综观道光皇帝之一生，皆于兵燹灾荒之中度过，尤其执政以来（按道光元年计）时局大多动荡不安。就内而言，水、旱、雹灾等迭起，江河决口时有发生，可载者不下一百余起，短短三十年之朝政，几乎为灾荒所充斥。就外而言，道光二十年至二十二年（1840～1842）鸦片战争爆发，签订辱国条约累累，导致英、美、法等列强入侵。于此内外交困，风雨飘摇之中，道光皇帝旻宁勉强维持其 30 年之统治，度世六十八春秋。其身体状况如何令人关注。兹撷录道光皇帝脉案一隅，或可见其端倪。

六月十八日，院使栾泰、御医曹宗岱请得皇上脉息沉滑。系饮滞郁结之症。以致胸膈胀痛，口渴便秘。昨服清热化饮汤，大便微行，积滞未净。今用调中化滞汤调理。

六月十九日，右院判张世良请得皇上脉息沉滑。系饮滞郁结之症。以致胸膈痞闷，胁下胀满，口干作渴。此由湿热壅遏，气道不开所致。今用和中化饮汤一贴调理。

六月二十日，太医院右院判张世良请得皇上脉息沉滑。系饮滞郁结之症。昨服和肝化滞汤，腹满渐轻。今用加减和肝化滞汤一贴调理。

六月二十一日，太医院右院判张世良请得皇上脉息滑缓。胀满膨闷俱减，大便微行。惟里滞湿饮未净，胃气未和。今用清热化滞汤一贴调理。

六月二十二日，太医院张世良请得皇上脉息和缓。诸症俱好。惟饮热稍有未净，胃气欠和。今用清热和胃饮一贴调理。于是日极安。

据以上五案，推知道光皇帝患有胸膈胀满之症，系由饮滞郁结所致。而御医施以调中、和中、和肝、化滞诸法。大旨在于从肝脾入手。饮邪内停，多责之于脾；气滞不通，咎之于肝。分析此案，两者之轻重因果似难明确，系缘于原件未注明年代之故。然，如前所述，自道光皇帝登极以来，便处于内外交困之境地，故其心绪欠佳时多，久而久之怒恚必损及肝，忧思则伤其脾，肝脾俱病，则饮滞自然内停，而诸症遂作。就本脉案之脉象分析，沉脉主里，滑主痰饮。当知饮邪内停较久，自是脾虚所致。

以上几则脉案为记录在单页纸（帖）上者，非为进药底簿（相当于病历），故其叙述较简，亦未列药名。自不能从此窥其全貌。

（周文泉）

琐谈慈禧作懿嫔时的有关脉案医方

笔者于整理清宫医药档案之时，觅得慈禧册封懿嫔时医药档案一隅，兹选录于后，并略谈一二。

第一例：

懿嫔　调经丸

香附一两　苍术一两　赤苓一两　川芎一两　乌药一两　黄柏三钱清，炒　泽兰一两　丹皮八钱　当归八钱

共为细末，水泛为丸，绿豆大，每服二钱，白开水空心送服（四月三十日）。

第二例：

七月十三日李德立请得懿嫔脉息沉迟，系寒饮郁结，气血不通之症，以致腰腹胀疼，胸满呕逆。今用温中化饮汤一贴调理：

香附三钱　川郁金三钱　厚朴三钱　赤苓三钱　杜仲三钱　续断三钱　五灵脂二钱　炮姜八分　猪苓三钱　焦三仙六钱　引用草蔻二钱

第三例：

七月二十日庞景云请得懿嫔脉息浮涩，系湿气滞于血分。今议用除湿代茶饮送调经丸早晚各二钱。

木香五分，研　陈皮二钱　炒栀三钱　木通一钱五分　白芍一钱五分　煎汤代茶

第四例：

闰七月十九日李德立请得懿嫔脉息弦滑无力。肝气湿饮渐开，胀痛稍减。惟正气不足，神虚心悸，身软气怯。今照原方和肝化饮汤减木香加沙参三钱，午后一贴调理。

第五例：

闰七月二十一日李德立请得懿嫔脉息和缓，诸症俱好。惟身肢软倦，中气不和。今照原方和中益气饮加香

附三钱，午服一贴调理。

第六例：

闰七月二十五日李万清请得懿嫔脉息弦数。原系气饮热郁挟瘟之症。昨服清解化饮汤诸症渐减。惟气滞热郁尚盛。今照服原方清解化饮汤午服一贴调理。

第七例：

闰七月二十六日李万清请得懿嫔脉息和缓，诸症俱好。惟肝胃肺经稍有郁热，今用清咽利膈丸，今明日每服各三钱，白开水送下调理。

以上几则，虽不连贯，内容亦繁简不一，但庶可推知懿嫔彼时之身体状况，并窥得宫中御医立方遣药之一斑。

慈禧（那拉氏）自幼入宫封兰贵人（据《清列朝后妃传》），咸丰四年（1854）二月晋封懿嫔，时年二十岁。咸丰六年三月二十三日生穆宗（即同治皇帝），晋懿妃，次年晋懿贵妃。咸丰十一年七月，咸丰病死热河，同治继位，与慈安并尊皇太后。斯年慈禧年方二十有七。

以上七则医药档案时限应在咸丰四年二月至咸丰六年三月之间。具体分析当是咸丰四年之脉案。

据查得知，咸丰四年闰七月，故方案四至七月可肯定属该年者。再按懿嫔咸丰六年三月生同治，其妊娠时间应在咸丰五年六月。则该年七月断无用调经丸之理。故其时间亦当在咸丰四年较为合理。至于调经丸配药一案，已标明四月，且七月份仍载以除湿代茶饮送调经丸，故知仍为咸丰四年所配。

此七则病案表明懿嫔当时患有月经不调，月经（错后）愆期，肝胃气痛，痰饮蕴肺诸症。推知与懿嫔好强喜胜，思虑过度，而成肝郁气滞有关。并屡述有湿浊在内，推测当有白带时下。

就具体方药而言，调经丸、温中化饮汤、除湿代茶饮，均是疏肝理气和胃为主的方剂，以药推病，亦可证明。

懿嫔年仅二十岁，便有上述症状，表明在宫闱之中，多怀隐曲，明争暗斗，故多有情志抑郁等状况。

同时，从所列的几张处方分析，御医辨证用药均与病机合拍；理法方药，丝丝入扣，显示出娴熟的诊治水平和丰富的临床经验。

（周文泉）

慈禧晚年的病及用攻法治疗的脉案

纵观现存的西太后一生脉案，似以脾胃违和之疾居多，晚年更著，或气滞、或食积、或溏泄，不一而足。清宫御膳房记录，慈禧平时进膳，每喜油腻厚味，尤爱食肥鸭，因恣意口腹，势必伤及肠胃，故其消化系疾患常有发生。

在西太后日常应用之医方中，虽然茯苓、白术、当归、白芍、砂仁、香附等应用之频率很高，但承气汤等攻下法之应用，也不鲜见。今举两个脉案示例。

第一例：

光绪三十四年三月十四日，张仲元请得皇太后脉息左关沉弦，右关沉滑有力。肝胃气道欠畅，蓄有积热，是以眼目不爽，食后嘈杂；谨拟古方调胃承气汤调治。

酒军八分　元明粉六分　甘草五分

水煎数沸，空心温服。

第二例：

光绪三十三年十二月二十八日酉刻，庄守和、张仲元、姚宝生请得皇太后脉息左寸关弦数，右寸关滑数。肺气欠调，肝胃郁热未清；谨拟清肝化滞热法调理。

瓜蒌三钱，研　花粉三钱　羚羊角一钱　酒芩一钱　橘红八分　酒军一钱，后煎　灯心一子　引用淡竹叶一钱

此两节脉案分别用了大黄（酒军）、元明粉等攻下通腑、驱除积滞药，只是后一案更配用其它药物。

按：承气汤等攻下通腑的治法，在清宫医案中是比较常用的，在各朝脉案中均可见到，即使如慈禧这样的所谓“至尊之体”，亦不例外。它能起到推陈致新的作用。这一类方剂，在清宫医案中的应用，包括峻下方大承气汤的泻实热、通积滞，轻下方小承气汤之宣气消滞，缓下方之调胃承气汤泻热和胃，以及清热攻瘀的桃仁承气汤，逐水化结之大陷胸汤和十枣汤，润燥导滞通便之麻子仁丸等，皆很常用。由于通腑法中之苦寒攻下法也是温病治疗中用之较多者，奏效也颇快，故清代名医柳宝诒云：“胃为五脏六腑之海，位居中土，最喜容纳，邪热入胃，则不复他传，故温热病热结胃腑，得攻下而解者，十居六七。”这是与其有实效有关。

清宫医案中，日常应用大黄为茶为饮，以清热、通腑和健胃者，也至为常见，剂量更有大至每日五钱者，

实大大出乎我们的意料之外。

慈禧以外的脉案中，如乾隆朝十五阿哥福晋，于乾隆四十年九月十四日所用之清解和中汤内就用了枳实、酒军、厚朴各一钱五分；又如嘉庆朝二阿哥福晋“原系停饮受凉之症”，治疗后“里热未清”，用调中润燥汤，其中也有大黄、枳实和麻仁，次日还加用元明粉调理。这类方药，在清宫中，不仅用于内科病，还用于妇科月经病，如咸丰朝贞贵妃月经失调，医方中就用了酒军及元明粉。幼科也用，如御医张仲元就给溥仪用调胃承气汤治疗“郁寒化热”，彼时之溥仪，年方六岁。

此外，攻下法医方如控涎丹、一捻金（由大黄、二丑、槟榔等组成）等也间有沿用，如慈禧常苦于“肝胃郁热”，清肝常用羚羊角，清胃则常用熟大黄和一捻金，用法上也分寸不一。

大黄与人参、附子及生地齐名，曾被喻为四大金刚，明代医学家张景岳称大黄为“良将”，具“斩关夺将”之能。我国医圣张仲景也十分善用大黄，配有大黄的各类医方达三十六首，代代沿用，历久不衰。近三十年来，我国中医、中西医结合工作者，应用攻下法或通腑法治疗多种疾病，也获得很好疗效，其中包括高烧而原发病灶不在肠道、急慢性肝炎、急腹症如肠梗阻及各种皮肤感染性疾病等。对这些，不论在理论上，抑或在实际应用上，都十分值得深入研究。

（陈可冀）

从慈禧的面肌痉挛谈宫廷的外治法

从1861年“辛酉政变”，到1908年结束罪恶的一生，慈禧太后那拉氏以垂帘听政的方式，在同治、光绪两朝统治中国四十余年。这个视权如命的女人，为了显示其权势、威严和高贵，自然特别注意面容仪表的修饰打扮。但是恰巧有一种颜面部的奇特的疾病不时地骚扰和捉弄这个独裁者，使她时时不得安宁，这就是慈禧所患的面肌痉挛症。

面肌痉挛症又称面肌抽搐症。其主要表现是半侧面部表情肌不自主地阵发性不规则抽搐，常常先开始于眼轮匝肌，表现为一侧眼睑闪电样地不自主抽搐跳动，较重者则扩展到同侧的其它面部表情肌——额肌、颊肌、皱眉肌、颧肌、口轮匝肌、唇方肌等，可以引起半边面肌的强烈抽搐，每日可发作数十次甚至上百次，极个别的亦可能在睡眠中发作或两侧同时发生。这种病虽无多大痛苦，但既不利于美容，又常使人焦虑或烦躁不安，久之患者可伴有头晕、头痛、失眠、多梦、记忆力减退等症状。据医案记载分析，慈禧确曾在相当一段时间里患有这种病症。早在光绪十四年，那拉氏五十三岁时，已患有本症。到光绪二十八年至三十二年，也就是慈禧古稀之年前后，医案中仍不断记载着她“目皮颊间跳动，视物不爽”（光绪二十八年四月二十五日脉案）、“左眼下连颧时觉跳动”（光绪二十八年五月二十四日脉案）等面肌抽搐的症状，以及御医不断为其拟外用药方

"贴面跳动之处"（光绪三十年三月十九日脉案）或"敷于跳动之处"（光绪三十二年闰四月十六日脉案）。由于此症甚有损于"老佛爷"的"尊容"，在那慈禧专权的年代，御医恐难将那种种不雅观的面部表情肌痉挛抽搐的症状详尽录于脉案之中。慈禧的实际病状可能比脉案中记载的要严重。

现代医学对于面肌痉挛症的发病机理尚未完全探明。一般认为是支配面部表情肌的面神经兴奋性过高所致，其常见病因有面神经附近的炎症，脑动脉硬化症，周围性面神经麻痹之后，大脑皮层面部运动区受刺激，或龋齿、鼻息肉等引起的反射性面肌痉挛等。此病还常与精神因素有关，在受情志刺激、精神紧张或劳累时易发作或发作更加频繁。中医一般认为本病属于"肉瞤"范畴。"瞤（shùn）"是形容肌肉、皮肤或眼睑等处的跳动。《素问·气交变大论》谓"肌肉酸，善怒"，《素问·五脏生成》指出："脾之合，肉也，其荣唇也，其主肝也。"《伤寒六书》论及肉瞤筋惕时认为："阳气者，精则养神，柔则养筋，发汗过多，津液涸少，阳气偏枯，筋肉失所养，故惕惕然动，瞤瞤然跳也。"可知面部肌肉瞤瞤然跳动主要与脾、肝两脏有关。脾虚则化源不足，气血衰少，肌肤失养；营卫不足，腠理空虚，风邪侵袭，经络阻滞，或脾虚生痰，痰阻血瘀，或风痰痹阻，凝阻经络，也使肌肉失于濡养；肝阴不足，肝气亏乏，则筋脉失养，或致引动肝风。凡此种种，都可引起肉瞤筋惕，肌肉抽搐痉挛。情志不畅，郁怒伤肝，与本病有关。故在精神因素对本病的影响方面，传统中医学与现代医学的认识有相通之处。

对于慈禧太后面肌痉挛症的病因病机，医案中亦有论及，如“揣系肝气不舒，风湿相搏上冲”云云。可知西太后之所以患此痼疾，与她的精神性情有重要关系。慈禧以阴险、狡诈、狠毒而又善于玩弄权术闻名，在清王朝走向穷途末路的情况下，她晚年更是多疑善怒而暴戾。在这种精神状态下是容易患此病症的。有一本名为《光绪与珍妃》的小说中，谈到慈禧“颜面肌抽搐的毛病”，认为是在内外交困的情况下“郁闷成疾”而得，还有这样的描述：“慈禧的火气更大了，脸上的肌肉不停地抽动……”这种分析和描述大概还是比较符合实际情况的。另外，从御医为慈禧所拟治疗本病的方药治则来分析，可知此病的病因病机还与风湿、痰瘀阻络及肝风等有关。这些也与对“肉瞤”的传统认识相一致。

为了治疗那拉氏的面肌痉挛症，御医们采用了多种办法治疗，除了口服牵正丸（白附子、僵蚕、全蝎）这样的治疗“口眼㖞斜”症传统方之外，外治法的运用是很有特色的。善于外用敷贴药治疗各种病症是清代宫廷医学的一个特色，而用以治疗慈禧的面肌痉挛可能有以下两方面因素。其一，药力易透达肌腠经络而生效；其二，可防止内服药物的副作用。慈禧素有脾胃疾患，如因治面疾服药而损及脾胃，则御医不仅要受怒斥，甚至可能有掉头的危险。邓铁涛教授曾论及：“宫廷医家多运用外贴药治法，也可能是被迫而为之，因为这种治疗方法所承担的风险少些，对御医的脑袋有保险作用。”这是颇有见地的。慈禧脉案中记载着多种外治面肌痉挛的方法，分析起来可以归为以下四类。

第一类，敷贴法。即将药物捣泥外敷，或药物的细末与香肥皂之类和匀敷贴于局部。此类医方至少有 9 种，在四类医方中为数最多。包括有僵蚕全蝎敷治方、正容膏、活络敷药方、祛风活络贴药方、鸡血藤祛风活络贴药方、蓖麻子膏、祛风活络贴药又方、白附子方及清热祛风贴药方等。

以上诸药方之中，涉及中药二十种，分属平肝熄风、疏散风寒、活血化瘀、芳香开窍及温化寒痰等各类，尤以前两类药应用较多。平肝熄风药僵蚕、全蝎、天麻分别见于两三个方中，前两者与善祛风痰的白附子组方名牵正散，见于《杨氏家藏方》，能熄风止痉、祛风化痰散结，是治疗口眼㖞斜之名方，本方止痉挛与镇静作用较强，故用于治面肌痉挛当有效验。天麻能平肝熄风、镇痉定搐祛痹，故亦为治本病之良药。防风、白芷、芥穗、羌活、辛夷等药辛温而善疏风散寒，其中尤以防风常用，见于三首方中，本药兼有祛风与止痉之长，故为风药中治挛急之好药，治慈禧面肌痉挛当较适宜。薄荷疏风散热而又疏肝解郁，西太后之面肌抽搐若为肝经郁火挟风热上冲于面部所致，用薄荷、防风二药清热祛风是较恰当的。薄荷所含之薄荷醇外用于皮肤时，可缓慢透入皮内，引起充血，并反射引起深部血管变化，调整血管功能，这可能有助于减轻面神经附近的炎症，或可降低面神经的兴奋性。在诸敷贴方中用薄荷者多达三方，可见御医之用药即从现代科学原理分析也是颇有道理的。活血行气、养血通络的川芎、乳香、没药、鸡血藤及芳香开窍、通络散瘀的麝香、冰片等外用敷贴，可能起疏通经脉、濡养筋肉的作用，而有助于医治肉瞤肌挛。蓖麻子外用治疗面肌痉挛或面神经麻痹之类病症早有记载，《本草纲目》谓："其性善走，能开通诸窍经络，故能治偏风失音，口噤，口目㖞斜"。

第二类，热熨法。一般是将药物（或加酒）加热，熨敷局部病处，或在患部来回推移，使皮肤均匀受热，这样可发挥药物外敷、透热及按摩的协同作用。慈禧尚用过药煮鸡蛋熨及药物麦饼熨，属热熨法的特殊形式。如熨治方、蚕砂熨方、祛风活络熨方以及瓜蒌大麦饼等。

这类医方的用药原则与敷贴方相似。辛温祛风、芳香通窍的白芷，疏风散热、清肝明目的桑、菊，及通行经络、活血散瘀的穿山甲等，用于治疗面肌痉挛都可能发挥一定作用。用蚕砂者，当用其祛风除湿、化浊通痹之功。瓜蒌能润燥化痰、开结通痹，又略具缓肝、疏肝之性，故用于外治本病可能有效。

第三类，熏洗法。是用药物煎汤，乘热熏蒸患处，候温再洗局部。本法与热熨法均通过热力作用于肌肤，而使腠理疏通、气血流畅，有利于局部筋肉之营养濡润，用之于面肌痉挛症当有助益。慈禧脉案中有御医庄守和等拟祛风活络洗药方，选药亦与敷贴热熨方一致，有祛风活络、平肝熄风、化痰散结之功效，因重用僵蚕等而可发挥较强的解痉镇惊作用。据现代药理研究，僵蚕体表的白粉中含草酸铵，有抗士的宁所致惊厥的作用，僵蚕的醇水浸出液还有催眠作用。

第四类，搽搓法。如用“加减玉容散”以水调浓搽搓于面部。另有祛风润面散方，就其药物组成来看，既有祛风化痰、通络开窍之效，可用治面肌痉挛症，其用药又与历代嫩面润肤祛斑美容菊方相似，常搽敷于面部似还有润面嫩肤以求玉容的目的。

据脉案记载，慈禧眼及面部肌肉跳动抽搐的症状，在经过从光绪二十八年到光绪三十二年这一段的外治及其它方法治疗之后，自光绪三十二年下半年后有所好转，推测或与上述宫廷外治法的应用有关。

面肌痉挛症虽不是什么大病，但要取得满意的治疗效果却往往是困难的，医学界对此症的治疗也曾作过许多探索。从中医治法来说，除前述宫廷外治法外，近年来曾有人报道内服中药以调理脾胃为主，佐以温经通络、补气益血、安神养心等法治疗有一定疗效；也有人报道将中药配制的“脐痉散”塞于脐部，胶布固封，治疗本症有疗效；用针灸治疗也可能取得一定疗效。现代医学治疗本症有药物封闭、酒精注射阻断面神经及面神经纤维部分切断法等，疗效欠佳，有的还留下面肌瘫痪的后遗症。研究发掘宫廷中对面肌痉挛症的外治法经验，加以改进、提高和临床验证，可能会给患有此症的病人带来福音。

（张文高）

慈禧的眼病与菊花的药用

在中华民族的文明史中，菊花向来为人们所称颂和器重。傲霜秋菊不仅常被作为高洁、倔强性格的象征，成为深受人们喜爱的观赏花卉，在实际生活中也有许多用途。菊花可制菊糕、酿菊酒，泡水也是很好的饮料。《西京杂记》记载："菊花舒时，并采茎叶，杂黍米酿之，至来年九月九日始熟，就饮焉。故谓之菊花酒。"《风俗通》中有"渴饮菊花滋液可以长寿"之说。菊花又是十分常用的中药，为古今医家们重视。清代宫廷所用中药之中，菊花也占有重要地位。据宫中记载，同治六年正月初一日至三月二十九日的三个月，外传咀片药共一百三十五味，计重六百九十三斤五两八钱，其中有菊花六斤，占第十二位。在慈禧的医案之中，菊花亦甚常用，尤其在治疗眼疾时应用更多，占相当重要的地位。

据医案记载，慈禧常常患有各种目疾，如"目赤"、"目睛赤膜"、"目眩"、"头目不爽"和"目皮艰涩"等不同症状，或以眼目症状为主的疾病，或在各种外感、内伤之症中兼有眼目症候。在治疗这些不同病证时，几乎大部分处方中都用菊花，而且可以发现有两个特色：其一，外治洗目、浴足，内服丸、膏、煎汤及代茶饮等多样治法和剂型；其二，明目与延龄之密切联系。

菊花治疗眼病自古受到重视。早在《神农本草经》中就记载有"菊花味苦平，主诸风，头眩肿痛，目欲脱，泪出……"。明代李时珍著《本草纲目》也指出菊花"治诸风头眩"。历代方书中以菊花为主药治疗眼疾之方比比皆是，如《太平惠民和剂局方》、《普济本事方》、《银海精微》等书均有菊花散，药味不一，却皆为治目疾方，又如《太平惠民和剂局方》菊睛丸、《证治准绳》菊花决明散等等。菊花之所以广泛用于治疗目疾，是由其性味功效决定的。菊花味甘、苦，性微寒，入肺、肝二经，有疏散风热、清热解毒、平肝明目之效，故既可治疗外感风热、目赤肿痛之症，也可用治肝火上炎所致之眼目红肿，又能治疗肝阳上亢引起的目眩头晕，若与滋阴益肝之品相伍也能治疗肝阴不足之眼目昏花。菊花有黄、白之分，一般认为黄菊花味苦，宜用于风热目赤肿痛，白菊花味甘，长于平肝明目，多用治肝阴虚、肝阳亢之眼昏目眩等症。菊花治疗眼病，既可外洗，又能内服，可入丸、散、煎剂，这些用法和剂型在慈禧的医案医方中都有运用，如：

1. 桑叶洗目方，清热明目洗眼方，清目养阴洗眼方等。常用药有菊花、桑叶、薄荷等，皆为疏风清热之品，宜于治疗感受风热邪毒所引起的目赤肿痛。加用夏枯草、黄连、羚羊角尖、生地等，则又治肝火目疾。其用法，“净面后洗目”，符合清洁消毒的原则；“水煎熏洗”当有利于促进局部血液循环和炎症吸收。

2. 浴足法。这是一种较特殊的外治法，用明目除湿浴足方，方取桑菊与三妙散加味，有疏风清热明目，止痒胜湿之效。此法“明目除湿”，或属病在上治之于下，或同时尚有足部或下焦湿热之症，可兼而治之。近来曾有人介绍用桑叶、桑枝等中药煎汤浸泡双脚治疗高血压病似有一定作用。

3. 丸剂方，如明目延龄丸、明目延龄丸又方等。均系光绪三十一年七八月间御医张仲元、姚宝生为慈禧所拟，当时慈禧已年过七旬。以桑菊组方者，有清热散风、平肝明目之效；或加羚羊角尖、生地、蒙花等，则更宜于肝火炽盛之目赤者。

4. 膏剂方，如明目延龄膏。膏剂易为病人接受，亦较有利于吸收。此种剂型在治疗慢性病，特别是用于老年人是很适宜的，值得借鉴。

5. 代茶饮方。如清肝和胃化湿代茶饮、清热化痰代茶饮，系慈禧常用之剂型，均以菊花、桑叶同用，且属主要之药。据有关医案记载分析，应用这些代茶饮方，符合慈禧素有目疾及脾胃违和等而证属肝火、肺热及肠胃湿热者。

6. 汤剂。慈禧所患外感、内伤病症常兼有眼目症状，御医在用汤剂给予综合调理的许多处方中，亦常用菊花以清头目。如某年六月初二日，御医张仲元为慈禧诊病，脉象是左关脉弦滑，右寸关脉沉滑，分析病情认为属胃气欠调，消化迟滞，食后嘈杂，头目不爽之症，因而拟调中畅脾之法调理。处方如下：瓜蒌三钱（研），菊花二钱，银花二钱，麦冬三钱（去心），焦三仙各二钱，槟榔一钱五分，广皮一钱，白蔻五分（研），引用鲜青果七个（去尖，研）。又如慈禧在某年七月初三日曾服下方：金银花二钱，菊花二钱，竹茹二钱，灯心三子。据此前六月二十九日脉案记载，当时亦有头目不爽等症。慈禧常喜进食京鸭等油荤厚味之品，患有脾胃病，医案中常见有“肠胃欠和”、“脾胃欠和”、“消化较慢”、“食后嘈杂”、“运化迟滞”等记述，或亦伴有“眼目不爽”等症。治疗此类病证常用加味三仙饮以和胃消食，有时亦加入菊花等清热明目之品，此亦可作同时发有眼疾之佐证。如某年闰四月初八日，加味三仙饮处方：焦三仙各三钱，金石斛三钱，菊花三钱，荸荠七个（切碎），鲜青果七个（研），水煎温服。某年九月二十二日，加味三仙饮处方：焦三仙各三钱，鸡内金二钱（雄），鲜青果十个（去尖，研），菊花一钱五分，水煎温服。光绪三十二年正月初八日，御医姚宝生为慈禧拟加味三仙饮方：焦三仙各一钱五分，厚朴一钱（炙），云茯苓四钱，橘红一钱，酒黄芩二钱，甘菊三钱，槟榔炭一钱五分，泽泻一钱五分，水煎温服。

慈禧所用以菊花为主药的医方，常冠之以“延龄”或“明目延龄”方名。除前面已提及的明目延龄丸、明目延龄丸又方及明目延龄膏等方之外，还有一张处方名为“菊花延龄膏”。这是光绪三十一年十一月初四日，御医张仲元、姚宝生为慈禧拟的，方中只有一味药：鲜菊花瓣。其制法是：用水熬透，去渣，再熬浓汁，少兑炼蜜收膏，每服三四钱，白开水冲服。参考此前两天慈禧的脉案，有如下记载：“老佛爷脉息左关弦数，右寸关洪大而滑。肝经有火，肺胃蓄有饮热，气道欠舒，目皮艰涩，胸膈有时不畅。”前后除用此方之外，并有用明目延龄丸等清肝明目方者。由此可知，“菊花延龄”、“明目延龄”等方均系以其清热、平肝、明目之效，为慈禧的肝火目疾而设。当时慈禧已是七十一岁高龄，御医拟方而名以“延龄”者，当有取悦于这个梦想“万寿无疆”的皇太后之意。当然，什么灵丹妙药也挽救不了这个独裁者腐朽的躯体，不过，菊花是否真可能有“延龄”之效，却是很值得探讨的。

关于菊花延龄，祖国医学早有许多记载。《神农本草经》将菊花列为上品，认为该药“久服利血气，轻身，耐老，延年”。《荆楚岁时记》谓：“饮菊花酒，令人长寿。”宋代诗人苏辙诗云：“南阳白菊有奇功，潭上居人多老翁。”明代医家虞抟的《医学正传》卷一有一段话：“曰菊英水者，蜀中有长寿源，其源多菊花，而流水四季皆菊花香，居人饮其水者，寿皆二三百岁，故陶靖节之流好植菊花，曰采其花英浸水烹茶，期延寿也。”可见，“真菊延龄”（《牧竖闲谈》）之说乃是千百年来人们实践和观察得来的认识。

现代医学研究发现，菊花含有挥发油、菊甙、腺嘌呤、胆碱、黄酮甙及微量维生素A样物质、维生素B_1等。菊花的提取物能扩张冠状动脉，增加冠脉流量，从而减轻心肌缺血，又能降低血压、减慢心率、增强耐缺氧能力，还有抑制多种致病菌、流感病毒的作用及镇静、解热等作用。曾有人用菊花煎剂浓缩液治疗冠心病61例，缓解心绞痛症状的总有效率为80%，改善心电图的总有效率为45.9%，合并高血压者血压也多有降低。临床以菊花与金银花、槐花、山楂等组方，治疗高血压动脉硬化症也有显著效果，血压和血清胆固醇都有下降。临床还用菊花配伍其它药治疗上呼吸道感染、眼结合膜炎和视神经炎等有效。现代的临床和实验研究不仅验证了菊花疏风清热、平肝明目之效，而且也表明菊花可能通过防治冠心病、高血压病、动脉硬化和高脂血症等威胁老年人健康的常见病，而发挥“耐老延年”之效。像菊花延龄膏之类菊花制剂，不仅适用于治疗眼病，也适用于防治高血压、冠心病等老年常见病。一般中老年人若有此类证候，在医生指导下适当应用菊花制剂，当能发挥保健祛病、延年益寿的作用。曾为慈禧的眼病设计出菊花延龄膏的清代御医们，恐怕不曾想到在大半个世纪后的新时代，菊花真的被用来为人们的益寿延龄服务了。

（张文高）

慈禧之死

公元1908年11月15日，即光绪三十四年十月二十二日未正三刻，清末最大的统治者——慈禧皇太后那拉氏，在操纵了近五十年的清朝政权之后，终于“升霞”——崩于中南海之仪鸾殿。死时年七十四岁。

那拉氏为季清之垂帘听政（乃至直接执政）者，历经咸丰、同治、光绪三朝。该人刚愎自用，穷凶极恶，当政期间，对外妥协，对内镇压，尤其是1898年发动戊戌政变，幽禁光绪皇帝，屠杀维新派人，镇压维新运动，导致了她与光绪皇帝矛盾之公开化。尤令人关注者，她死于其政敌光绪皇帝“归天”之次日，此是巧合，抑或另有内幕，引起人们议论纷纷。纵然人们的兴趣侧重于光绪的死因，但是亦涉及了慈禧的有关情况。如一种说法：慈禧自知将死，恐光绪亲政，遂加害光绪。这段内容在书中绘声绘色地写道：慈禧病重，有人密告说光绪面有喜色，慈禧闻后，大怒，说“我不能先尔死”，并隐晦提出光绪为慈禧加害致死。实则光绪死于病〔可参阅朱金甫、周文泉合写之《从清宫医案论光绪帝载湉之死》一文，《故宫博物院院刊》，(3)：3，1982〕。而慈禧亦非自知自己定于光绪三十四年十月二十二日“驾崩”。故对于两人死亡时间如此相近之直接联系尚难觅出。笔者考证：光绪死于病，慈禧亦死于病。慈禧之病系以慢性腹泻为诱因开始，病势逐渐加重。而且其病势在十月二十日前后，并无突然加剧之征象，故而难以佐证慈禧预知即死而加害于光绪这一传闻的真实性，这自然亦是光绪因病致死而非被害致死之佐证。

其实，慈禧七十岁以后（光绪卅年），身体便渐衰弱，接连生病。据笔者查阅慈禧脉案得知，慈禧早年（懿嫔时）患月经不调，以后又患有咳嗽病、痔疮、面风、腹泻、胃肠病诸疾。迨至光绪三十三年正月，主要患有消化不良症，御医多用“益气理脾之法调理”。至同年十二月末，病仍如是，“肝胃郁热，气道欠舒”，治以“疏肝平胃之法”。延至光绪三十四年六月，病情复有加重趋势。

六月初六日，臣陈秉钧请得皇太后寸关涩象渐起，细而带弦，右部关上尚见滑弦，仍欠冲和之气。大致厥阴为起病之源，脾胃为受病之所。嘈杂见减，饱嗳频仍，寤寐尚和，胸胁震响。由于营阴郁热未除，气分微见虚弱，背间忽凉忽热，牵引臂部。两目垂重，肢节软倦，头有微晕，耳有金声。总核病情，谨拟培脾胃之气，养肝木之阴调理。

人参须一钱　杭白芍一钱五分　炒归身二钱　半夏一钱

五分，盐水炙　川杜仲二钱，盐水炒　抱茯神三钱，辰砂拌　寸麦冬一钱五分，去心　桑寄生三钱　煅龙齿一钱五分　白蒺藜三钱，去刺　霍石斛三钱　新会白一钱　引用红枣三枚　竹茹一钱五分　用玫瑰花一朵泡汤炒

由此脉案得知，慈禧不仅脾胃病未愈，且增头晕等肝阴不足证候。

七月二十七日，臣施焕请得皇太后右关大而有力，左亦带弦，寸尺间有不匀。脾湿不舒，阳明气滞。足阳明胃宜降，手阳明大肠宜升，宜从升降中理脾益气，兼调和肝胃之品。谨拟上呈：

细西洋参一钱　白术二钱　炒淮药二钱　云苓三钱　煨木香六分　粉葛一钱　佩兰梗一钱，鲜　生甘草八分　全当归二钱　炒白芍一钱五分　广陈皮八分　引用干竹茹一钱

脉案值得注意者，乃现“寸尺间有不匀”，即脉象不齐，余大体如前。

至九月份，始见腹泻病证：

九月二十一日，臣施焕请得皇太后脉左关弦，右关滑大，寸尺平。脾湿化燥，逆酸辣，腹痛而响，泄后始安，足见脾经气滞。食后背脊发热，尤为胃气欠纳。盖肝主疏泄，欲化湿燥，应先行舒肝，欲平饮诸逆，更宜调和肝胃。按法当健中平胃，舒肝调气为治。谨拟上呈：

沙参五钱　白芍二钱　云苓三钱　法夏三钱　陈皮一钱五分　藿香梗八分　炙草一钱　於术一钱五分　引用麦门冬一钱，去心　淡竹茹八分

至此之后，腹泻病一直未愈，且有加剧之势。至当

年十月份，又另请张仲元（太医院院使）等诊治：

十月初六日，张仲元、李德源、戴家瑜请得皇太后脉息左关弦缓，右寸关较前稍平。肠胃未和，寅卯辰连水泄三次，身肢力软。总由肺不制节，水走肠间，脾运迟慢，是以食后嘈杂等症未减。谨拟四君子汤加以扶脾化水之法调理：

人参一钱　党参二钱　於术二钱　茯苓六钱　甘草一钱　薏米四钱　引用保宁半夏曲三钱

显见，连续腹泻，慢性消耗，慈禧体力已大不如前，“身肢力软”。越二日，病情又有变化：

十月初八日，张仲元、戴家瑜请得皇太后脉息左关弦缓，右寸关滑而近躁，中按鼓指。胃气壅滞，脾运仍慢。昨少食秦椒，与胃气相搏，以致胸膈发辣作疼，夜寐未能安睡，身肢力软。谨拟和胃化燥之法调理。

金石斛一钱五分　竹茹五分　鲜青果十个　东楂肉一钱五分　五味子十粒　荷梗一尺　引用灯心一子

从脉案分析，此时慈禧的脉近躁，中按鼓指，可能有脉律不齐。且脉如此弦大，或有高血压之征象。再过两天，病又及肺。

十月初十日酉刻，张仲元、戴家瑜请得皇太后脉息左关弦而稍数，右寸关滑而近躁。肺气化燥，胃气浊滞，脾不化水，水走大肠，以致舌干口渴，胸闷微疼，食后嘈辣，小水发赤。总核病情，郁而生热，壮火食气，得食则泻，是以精神异常疲倦。谨拟育阴清燥缓肝之法调理：

洋参一钱　五味子十粒　麦冬一钱五分　生杭芍一钱五分

桑叶二钱　金石斛二钱　苦梗一钱五分　羚羊六分　灯心一子　鲜青果十个

至此，又兼请外荐医生如施焕、吕用宾、杜钟骏、周景涛、张鹏年等人继续诊视。其治疗与张仲元等大同小异，如吕用宾所书脉案：

十月十四日，臣吕用宾请得皇太后六脉均见数象，寸口微浮。头痛目倦，心中嘈辣难受，烦躁不安，口渴舌干，咳嗽，时而恶寒发热。种种病情，皆由胃气不降，表感不清，湿热蕴结所致。谨拟清解化热除嘈法调理：

霜桑叶一钱五分　葛根一钱五分　炒麦芽三钱　杭菊花一钱五分　青蒿一钱五分　鲜青果十个　枇杷叶二钱，蜜炙　文蛤三钱，研末　金石斛三钱　引加炒神曲二钱　金银花藤三钱

此案处方颇为平和，有病重药轻之嫌，似难收功。次日，病情又渐重。

十月十五日申刻，张仲元、戴家瑜请得皇太后脉息左寸关弦而近躁，右寸关滑数鼓指，气口脉浮。表气未和，肝肺气滞，胃燥伤津，以致口渴舌燥，右乳气窜作痛，心中烦热，时作咳嗽，食后嘈辣，头顶以及周身疼痛，面目发浮，身肢懒倦无力。谨拟清解缓肝化燥之法调理：

霜桑叶二钱　甘菊二钱　葛根一钱五分　旋覆花二钱，包煎　枇杷叶三钱，蜜炙　苦梗一钱五分　香附二钱　赭石三钱，煅　鲜青果十个，去尖　羚羊一钱　橘红八分　生粉草八分　引用金银花藤三钱

据脉案记载，慈禧又增“头项以及周身疼痛、面目发浮”，病情似较前又重一层。次日吕用宾与张仲元、戴家瑜共同会诊，其病情与治法无大变化。

十月十八日，张仲元、戴家瑜请得皇太后脉息左关弦而近躁，右寸关滑数鼓指。肝肺气滞，胃肠燥热熏蒸，脾运仍慢，以致时作咳嗽，顿引胁下作痛，口渴舌干，大便尚泻，身肢懒倦无力。谨拟缓肝清燥之法调理：

鲜石斛三钱　冬桑叶三钱　甘菊二钱　连翘二钱　鲜青果十个　橘红七分　葛根一钱五分　甘草八分　引用荷梗二尺　羚羊一钱，研末后煎

次日，病情亦无改善。

十月十九日未刻，张仲元、戴家瑜请得皇太后脉息两寸软，两关弦滑近躁。浊气在上，阻遏胃肠，是以烦躁口渴；清气在下，肺无制节，所以便泻不止，小关防觉多。燥热熏肺，时作咳嗽，顿引胁下窜痛，谷食不多，身肢软倦乏力。谨拟轻扬化燥之法调理：

鲜石斛三钱　葛根一钱五分　冬桑叶三钱　杭菊二钱　鲜青果十个，去尖　麦冬三钱　诃子肉二钱，面裹煨　甘草八分　生牡蛎三钱　橘红一钱　洋参八分　引用粳米一两，后煎

是日，病情仍无显著变化。

十月二十日，张仲元、戴家瑜请得皇太后左部弦而近躁，右寸关滑数鼓指。咽燥舌干，口渴引饮，时作咳嗽，顿掣两胁作疼，连用甘寒化燥之法，胃热不减，口渴愈盛。谨拟加味白虎汤调理：

洋参一钱　石膏四钱，煅　肥知母三钱　甘草八分　引

用白粳米一两，后煎

十月二十日，慈禧的病情虽较复杂，但仍无突然变化之势。（此日为光绪临终前一日）

十月二十一日，张仲元、戴家瑜请得皇太后脉息左寸关至数不匀，右部仍躁。肝气冲逆，胃燥不清，以致时作咳嗽顿引胸胁窜痛，口渴舌干，精神异常委顿，小关防多，胃纳太少。谨以缓肝和中之法调理：

生杭芍二钱　甘草五分　丹皮一钱　水煎温服

至十月二十一日，慈禧脉象复有不匀，既有心律不齐之情况，且“精神异常委顿”，病情有所加重（然，光绪皇帝已于当日子刻进入弥留状态）。

十月二十二日，即慈禧驾崩之日，当天共有脉案三则。

第一例：

十月二十二日，张仲元、戴家瑜请得皇太后脉息左部不匀，右部细数。气虚痰生，精神委顿，舌短口干，胃不纳食，势甚危笃。勉拟益气生津之法调理：

人参须五分　麦冬二钱　鲜石斛三钱　老米一两　水煎温服

至此日慈禧病势方现败象，“势甚危笃”。

第二例：

十月二十二日，张仲元、戴家瑜请得皇太后脉息欲绝，气短痰壅，势将脱败，急以生脉饮，尽力调理，以尽血忱：

人参一钱半　五味一钱半　麦冬三钱　水煎灌服

此时虽未写具体时刻，想必距未刻不远，因为已

“脉息欲绝”，须用“灌服”生脉饮。

第三例：

十月二十二日，张仲元、戴家瑜请得皇太后六脉已绝，于未正三刻升霞。

至此，慈禧皇太后于统治近五十年之后，终于死去。

从上述慈禧有关病案记录得知，其病情属逐渐加重而亡。而光绪三十四年十月十九日至二十一日，病情仅有加重趋势，并非突变。据此，似可否认有关慈禧知自己将死，而必先除光绪之传闻。

另，参照光绪脉案亦可印证。如若光绪病势轻微，庶可有令人疑虑之处。光绪彼时之情况若何？请看其脉案：

十月十八日，杜钟骏请得皇上脉象左部寸尺濡数，右三部沉数带滑，按之无力。咳嗽无痰，动则气逆作喘。胸膈堵截，知饥不能食。大便燥结难解，小溲浑短。卧则咳作，口有热气，舌有水滑苔。腿软而酸，寒热麻痹，耳鸣头昏。种种见症，金水两亏，肺金失降，肝木过升。《内经》云：肝生于左，肺生于右，左右者阴阳之道路也。今肺失清肃下降之权，肝木逆上干之势，以致痰浊横亘胸中，上盛下虚，此喘咳之所由来也。为今之计，有虚不能补、实不能攻之难。何者，病经日久，实实虚虚，在在棘手。谨暂拟微苦以降肺逆，咸寒以化虚痰，俾肺遂通调，膀胱得以气化，大肠得以传送，以冀痰浊降而咳喘渐平，然后缓商调摄：

海浮石三钱　苦杏仁三钱　冬瓜子五钱　海蛤粉三钱

淡黄芩三钱　炒苡仁五钱　飞滑石三钱　薄荷叶三分　真云苓带皮五钱　引用淡海蜇一两　水漂极淡大荸荠四枚，打碎

另用大荸荠六枚，打碎　淡海蜇一两　煎汤代茶频频饮之

同日，吕用宾诊为“元气大亏，阴阳失养”；周景涛诊为“下元气虚，累及肺卫”。以上三者辨证大致相同，即上盛下虚，元气大亏。说明光绪当时病势确已十分严重。

至十月二十日，院判张仲元、御医忠勋，以及施焕、杜钟骏、吕用宾、周景涛等共同诊视，其结论颇为一致。表明：①光绪十月二十日病势危笃，出现“目睑微而白珠露，嘴有涎而唇角动”（施焕病案中语），属于肝风内动，虚热扰神之危象。②其死亡缘于病情逐渐加重。③从医官之脉案引文中已说明光绪之病回生无望。

而慈禧此日之病势，远较光绪为轻，她如欲使光绪早死，只须静待即可，何必毒害之？

迨入十月二十一日子刻，光绪帝进入弥留阶段：

十月二十一日子刻，张仲元、金顺、忠勋请得皇上脉息如丝欲绝。肢冷气陷，二目上翻，神识已迷，牙齿紧闭，势已将脱。谨勉拟生脉饮，以尽血忱：

人参一钱　麦冬三钱　五味子一钱　水煎灌服

刚至二十一日，光绪已经昏迷。当日杜钟骏亦看过光绪病，认为病势“岌岌欲脱”。午刻周景涛诊视，认为“阳散阴调”必死无疑。

十月二十一日酉刻，光绪病重不可挽回而“龙驭上宾”。

显见，光绪亦是病情不断变化加重导致死亡。

综上所述，可以认为：①慈禧之死因于病；②光绪的死因亦是病，并非慈禧预知自己将死而加害于光绪。

自然，以上仅是根据脉案而行之论证，除此之外的有关方面问题或疑窦，则非笔者可以推知了。

(周文泉)

末代皇帝溥仪的病与北京大山楂丸

末代皇帝溥仪，是众人很感兴趣的人物，现在仍继续出版有关溥仪生涯的著作，如由其夫人李淑贤口述、王庆祥整理的《溥仪与我》等，补充了《我的前半生》之阙。

关于溥仪常患之病、溥仪的体质，笔者曾持现存清宫宣统原始医药档案约十余册征询李淑贤女士看法，她认为这些原始记录完全与其素质吻合，溥仪平素是最易患感冒和消化不良的。李淑贤女士谓："溥仪一生常患感冒和消化不良，我与他共同生活年月里，几乎隔不数日即感冒伤食一次。溥仪本人由于常年有病，平日颇留心医药，每日三餐后都需进大山楂丸，日日如此，从不间断。溥仪早晨爱进豆浆油饼，食后也服大山楂丸。"

以下为溥仪患外感兼食伤的一节清宫医药原始记录：

宣统九年（辛亥革命后，根据协议，仍允许清帝宣统沿用年号于紫禁城之内）正月十三日酉刻，赵文魁请得皇上脉息左寸关浮数，右寸关洪数。胃蓄饮热，微感风凉。以致头晕肢倦，胸满作呕，手心发热，舌苔黄白。今拟清解止呕化饮之法调理。

粉葛根二钱　薄荷一钱　连翘二钱　竹茹一钱　焦三仙各三钱　橘红八分　枳壳二钱，炒　引用清麟丸一钱，煎

又

正月十四日石国庆、赵文魁请得皇上脉息左寸浮缓，右寸关滑数。外感渐解，惟肺胃湿热尚盛，以致身体疲倦，胸满干呕，皮肤微热，饮食欠香。今议用和解清肺化滞之法调理。

粉葛根一钱五分　薄荷八分　炒栀二钱　蒌皮三钱　焦三仙各二钱　枳壳二钱，炒　酒军一钱五分　竹茹一钱　引用法夏一钱　酒芩三钱

又

正月十六日石国庆、赵文魁请得皇上脉息左关和缓，右寸关滑缓，诸证均愈。惟肺胃浮热未清，今议用清肺导热之法调理。

干麦冬三钱　陈皮一钱五分　蒌皮三钱　木通一钱　细生地三钱　草梢六分　引用鲜竹叶十片

此案先后以解表、清里、养阴等法好转。从中可以看到，焦三仙是初诊及二诊中均用的。焦三仙者，焦山楂、焦神曲和焦麦芽之合称，意谓其消导化滞效如“神仙”，市售之大山楂丸主要配方为此三味药。当然助消化、治伤食的医方常用的尚有保和丸、开胸顺气丸、消痞阿魏丸及近世之党参健脾片等，但也均含山楂；甚至至宝锭等数十种中成药也都伍有山楂，说明山楂的功效之卓著。清季宫中配方本中亦列有此大山楂丸等含山楂

的医方多种，为京都之常用医方，今人仍喜施用。

按山楂，又称山楂果、红果、山里红等。近六年来，我国学者调查了15个省、市、自治区的山楂资源，发现了一些稀有品种，包括抗寒（−40℃）力强之“大旺”、“矮化山楂”及“阿尔泰山楂”等。我国古典著作如公元前10～5世纪的《尔雅·释草》以及以后的《山海经》、《唐本草》、《本草纲目》、《随息居饮食谱》及近代的《医学衷中参西录》等，均有记述。民间对此十分熟识，唐宋八大家之一柳宗元更有“伦父馈酸楂”的诗句，对其甜酸味已有品评。

现已证实，山楂果及叶所含黄酮类化合物较多，适于冠心病人服用，也有降血脂作用；但如果食后，进食量增大，增加体重，那就适得其反了。

山楂可制冰糖葫芦，在首都北京乃风味佳品，现已广泛传及各地；“三尺动摇风欲折，葫芦一半蘸冰糖”，道出了它的神韵。盖此物历史很久，即宋之“蜜弹儿”，明之“糖堆儿”也。此外，清《帝京岁时纪胜》还载金糕或山楂糕的山楂食制品，驰名国内外，嘉庆朝有诗赞曰：

南楂不与北楂同，妙制金糕数汇丰（老铺）；

色如胭脂甜如蜜，解酲消食有兼功。

顺便说一下，溥仪每晨进食豆浆，实不失为保健方法之一，因为豆制品不仅味美可口，且有营养价值，又有多种医疗功效。

（陈可冀）

翁同龢日记和同治皇帝病及其它

翁同和（1830～1904），字叔平，晚自号瓶庐居士，江苏常熟人。咸丰六年（丙辰）状元（一甲一名进士）。同治、光绪两朝均值弘德殿为师傅（老师），《清史稿》载："同龢居讲席，每以忧勤惕厉，启沃圣心"。其为清末维新派。著有《翁文恭公日记》，《瓶庐诗文稿》，诗稿八卷，文稿二十卷。卒年七十五岁。

《翁文恭公日记》共四十册，起自咸丰八年七月（1858 年 8 月），迄于光绪三十年五月（1904 年 6 月）。日记中有大量光绪皇帝的重大史实，也记载了同治皇帝因天花病致死的证情始末。现参照日记所叙，结合同治十三年十月至十一月《万岁爷天花喜进药用药底簿》记录，就同治皇帝的天花病状作一比较分析。

翁同龢六次目睹同治病状的日记记录有如下述：

第一次，同治十三年十一月初八日："入见又三叩首，两宫皇太后俱在御榻上，持烛同诸臣上前瞻仰。上舒臂令观，微语曰：'谁来此?'伏见天颜温晬，偃卧向外，花极稠密，目光微露，瞻仰毕，略奏数语皆退。旋传再入，皇太后御中间宝座，西向，宣谕数日来圣心焦虑，论及奏折等事……"这是同治临终前患病的第九天，结合脉案记载："皇上天花六朝，浆渐苍老，盘晕赤色见退，惟浆后气血空乏，微感风凉，以致咳嗽鼻塞，心虚不寐，浸浆皮皱，似有停浆不靥之势。"可见同治所患乃天花病，此点已十分明确。

第二次，同治十三年十一月初九日："晴和……辰初一刻又叫起与军机御前同入，上起坐，气色皆盛，颜色皆灌浆饱满，声音有力……上举臂以示，颗粒极足，不胜喜跃而退。昨日大外（便）仅一次。见昨日脉案言：昨日情形甚重，今已灌浆起顶，惟音哑胸堵，诸症尚未痊愈，心肾气通，交颈余毒未清，方用保元补气，炙耆、首乌、党参、白芍、炙草、款冬、枣仁、远志……"与宫中医案所载基本符合。

第三次，同治十三年十一月二十二日："……昨日瞻仰，神情兴致皆可，腰间两小穴，一流水一干，起坐略不便也。与荣仲华谈，已初退。"同日，宫中脉案载："皇上脉息缓滑无力，腰疼稍减，稀汁渐浓，惟红肿未消，溃破流汁，咳嗽口渴，夜寐不沉，其余各处痘痈已溃而毒未净者，有未溃而仍肿者……"可见，在此之前，同治天花病已有多处皮肤继发了其它化脓性感染，即所谓痘痈者。

第四次，同治十三年十一月廿八日："辰正见于东暖阁，上离坐榻上（枕一中居），两宫太后亦坐，命诸臣一一上前。天颜甚粹（按：应为悴），目光炯然，痂犹有一半未落。谕今日何日，并谕及腊月应办事。诸臣奏毋庸虑及，臣奏圣心宜静。上曰胸中觉热也。退至明间，太后立谕群臣以现在流汁过多，精神委顿，问诸臣可有良法？圣虑焦劳，涕泪交下。臣因进曰：择医为上。臣荣禄曰：有祁仲者，年八十九，治外证甚效，可传来诊视。太后颔之，语甚多，不容记。退坐奏事处，有敕勿即散直（值），有顷传诸臣，皆入。上侧卧，御医揭膏药挤脓，脓已半盅，色白，比昨稍稠，而气腥，漫肿一片，腰以下皆平，色微紫，视之可骇。出至明间，太后又立谕数语，继以涕泪，群臣皆莫能仰视。午初祁仲到，命诸臣随入殿。良久，祁仲与李德立等入，半时许视毕，宣召至西暖阁，问状，余等未与恭、醇两王入……祁仲言此痘痈发处尚小，在肾俞下，而冀可治……”与当日宫中脉案载“皇上脉息弦数无力，肾俞发浆，汁出多，阴虚水亏生热，心肾不交，以致日晡发热，寐虚恍惚，胸满嘈杂”一致。当为天花病毒血行播散，腰间肾俞附近及他处并发感染，已有败血症表现。

第五次，同治十三年十二月初二日：“晴，大风……巳初方入，上卧甫醒，近至榻前，细细瞻仰，则两颊肿甚，唇鼓色红，虚火满面，目光却好，平卧一二语外，云不思食，尚思睡也，适止而退，并遇御医……云所下（大便）尽是余毒，口糜又虑成走马疳，温补断不可进，只有如昨法……”同日，宫中脉案亦载：“肾俞及各处痘痈俱见正脓红活，颊颐肿势渐消，惟唇腮硬肿，牙龈黑糜，舌干口臭，大便黑粘，糟粕腥臭，次数亦减……”按：天花并发症中，严重者尚可有角膜混浊失明、脑膜炎、肺炎、中耳炎等，此时同治不仅有口腔齿龈严重感染，恐更有腮腺炎、骨髓炎的可能性。

第六次，同治十三年十二月初五日：“晴寒……入城小憩未醒，忽传急召，驰入，尚无一人也。时日方落，有顷，醇幕邸室沈莫桂、崇治、文锡同入，见于西暖阁，御医李德立方奏事急，余叱之曰何不用回阳汤，彼云不能，只得用参麦散，余曰即灌可也。太后哭不能词，仓猝间，御医称牙闭不能下矣。诸臣起立，奔东暖阁，上扶坐瞑目，臣上前……天惊地坼，哭笑良久，时内廷五大臣有续至者，入哭而退。惨读脉案，六脉俱脱，酉刻崩逝。”此节所记，与宫中脉案一致，十二月初五日申刻脉案载：“皇上六脉微无根，系病久神气消耗，偶因气不运痰，厥闭败脱，急用生脉饮一贴竭力调理：高丽参五钱，麦冬五钱，五味子（炙）一钱，水煎温服。”酉刻载：“皇上六脉已绝，灌生脉饮不能下咽，元气脱败，于酉时崩逝。”

翁同龢为同治、光绪的老师，帘前讲席，颇称忠坚，其日记可以确信无疑。民间有传说同治死于梅毒者，实不可信。以后翁同龢被慈禧革职回故里，临终前曾有《疾亟口占》一首，令儿女记录，叙及内心感触：“六十年中事，伤心到盖棺，不将两行泪，轻向汝曹弹。”对维新失败，不无感慨。

（陈可冀）

清宫帝后等临终时刻生脉散古方的应用

古方生脉散，为益气养阴复脉的著名方剂，始见于金元四大家之李东垣所著之《内外伤辨惑论》，治“暑热伤气，汗出津亏”。本方由人参、麦冬和五味子组成，以人参之甘温大补元气，生津止渴，麦冬的甘寒养阴生津，五味子的酸温收耗散之气，三药合用，起益气养阴复脉的功效。清代宫廷医案载，清宫帝后及王公大臣等濒临死亡时，常用此方救治。现录数则以供参考，因均已病入膏肓，故难收全效。

（一）乾隆临终时生脉散加减方的应用

乾隆六十四年正月初三日卯正一刻，陆续进参莲饮四次，用人参六钱。

徐景云、沙惟一请得太上皇圣脉散大，原系年老气虚，屡进参莲饮无效，于本日辰时驾崩。

（二）同治临终时生脉散的应用

同治十三年十二月初五日申刻，李德立、庄守和请得皇上六脉散微无根，系病久神气消耗，偶因气不运痰，厥闭脱败，急用生脉饮一贴竭力调理。

又：

高丽参五钱　麦冬五钱　五味子一钱，炙　水煎温服

同治十三年十二月初五日酉刻，李德立、庄守和请得皇上六脉已绝，灌生脉饮不能下咽，元气脱败，于酉时崩逝。

（三）慈禧临终时生脉散加减方的应用

光绪三十四年十月二十二日，张仲元、戴家瑜请得皇太后脉息左部不匀，右部细数，气虚痰生，精神委顿，舌短口干，胃不纳食，势甚危笃，勉拟益气生津之法调理。

人参须五分　麦冬二钱　鲜石斛二钱　老米一两　水煎温服

（四）光绪临终时生脉散的应用

光绪三十四年十月二十一日子刻张仲元、全顺、忠勋请得皇上脉息如丝欲绝，肢冷气陷，二目上翻，神识

已迷，牙关紧闭，势力将脱，谨勉拟生脉饮，以尽血忱。

人参一钱 麦冬三钱 五味子一钱 水煎灌服

(五) 恭亲王临终时生脉散加减的应用

光绪三十四年四月初十日丑刻，庄守和、张仲元、姚宝生诊得恭亲王脉息左寸关数而无力，尺部虚大，右三部软而无根，由戌至丑，汗出不止，喘息抬肩，痰热上壅，精神不固，证势重险，谨防虚脱，今议用保肺固脱之法，竭力调治。

人参三钱，麦冬三钱，老米五钱，水煎浓汁，频频饮之。

(六) 隆裕临终时生脉散加味之应用

中华民国三年（1913）正月十六日午刻，张仲元、佟文斌请得皇太后脉息左关浮数，尺部如丝，证势垂危，痰壅愈盛，再勉拟生脉化痰之法，以冀万一。

西洋参三钱，研 麦冬三钱 五味子一钱 橘红二钱 竹沥水三钱，兑 水煎灌服

以上案例表明，生脉散在危重症时的应用是十分常见的，这些案例虽因患者多已垂死难以救治，但生脉散在救治各类虚脱、中暑等方面的效果是肯定的；尤其由于近十年来将此方制成注射剂，因而在治疗休克上发挥了一定的作用。其优点为，若早期并用生脉散或其注射液，可降低急性心肌梗塞并发症的发生率和病死率。急性心肌梗塞及伴有休克的患者多有不同程度的气阴两虚证候，所以适宜用本方治疗。本方可以止汗敛阴，调节血压，使心音增强，脉搏有力，四肢转暖，末梢循环得

到改善，所以很有用。近年我们在急性心肌梗塞病人身上应用它，通过 Swan Ganz 导管血流动力学检测证明：本方可以增加心脏每搏量和心输出量，提高心脏泵血功能。我们并以核听诊器检测证明本方可以增加心室射血分数。看来古方新用，古方治今病，是很有潜力的。

（陈可冀）

乾隆皇帝宠妃——“香妃”及其用药记录

在我国民间流传的关于清代后妃的故事中，富于传奇色彩而又流传较广的当属“香妃”的传说。近年来对有关史料的考证表明，“香妃”确有其人，即乾隆皇帝的一个来自新疆维吾尔族的妃子——容妃，但其生平经历却与传说大不相同。清宫医案中关于容妃的用药记录，也可说明一点问题。

《清史稿·后妃传》载：“……又有容妃，和卓氏，回部台吉和扎赉女。初入宫，号贵人。累进为妃”。在乾隆之妃中，只有容妃来自“回部”，而传说中的“香妃”也是来自“回部”和卓家族的人。结合其它一些史料，证明“香妃”即容妃。其亲属曾在乾隆二十三年配合清政府平息大、小和卓的叛乱，这是维护祖国统一的行动，后在乾隆二十五年遵旨迁居京师，受到封赏，容妃和卓氏亦随入京，并在当年六月以前入宫，受封为和贵人（这大概是因为宫中认为她姓“和卓”之故），时年约二十六岁（一说二十七岁）。和卓氏在入宫十年左右的时间内又先后被册封为容嫔、容妃。乾隆五十三年四月十九日容妃死，时年约五十四、五岁。

清宫内的医药档案中也记载有容妃的用药记录，初步发现有如下几条：

“容妃娘娘合生肌珠子散，用珠子三钱。”

“二十四日花映墀等请得，容妃娘娘合生肌珠子散，用珠子一钱五分。”

“五十三年三月十五日，容妃合人参珠子散一料，用过五等人参一钱。”（此条见于御药房人参档）

初步分析，这几条的时间当较接近，表明容妃在其临终前不久曾用过人参珠子散、生肌珠子散，其中一条时间在乾隆五十三年三月十五日，仅在容妃死前一个多月，此时容妃所患之病或即导致容妃死亡之疾病的发端，或渐加重的阶段，值得进一步发掘研究有关资料。

关于生肌珠子散和人参珠子散，尚未查到宫中具体配方，从方名推测，当属生肌敛疮、祛腐生新之品。由方测证，可知容妃此时大约患有痈疽疮疡，破溃后久不收口生肌，或因久病卧床致生褥疮溃破之证，尚待继续深入考证。宫中外用散剂有生肌散、珍珠散等，具有解毒化疔，长肉生肌，排脓渗湿，收毒水之功。方药组成大抵以珍珠、人参居首。容妃所用之生肌珠子散、人参珠子散或即此珍珠散（或有所加减）。冠之以“生肌”者，是讲其功效；冠之以“人参”者，是示其贵重和疗效之可靠。

历代外科、疡科著作中，生肌散、珍珠散有多种，前述清宫生肌散方可能系由《张氏医通》卷十四生肌散加减而来，该书刊于康熙年间，清宫生肌散与该书生肌散比较，增儿茶、象皮、黄丹、熊胆和朱砂。刊行于道光年间的《重楼玉钥》卷上之生肌散方，与清宫生肌散之药物组成亦相似。《外科正宗》、《张氏医通》及《医宗金鉴·外科心法要诀》都有珍珠散，但药物组成均与清宫珍珠散相差较多。清宫珍珠散方很可能由《疡医大全》卷九生肌散方加减而来，此方治痈疽疮疡久不收口，由人参、牛黄、珍珠、琥珀、熊胆、乳香、没药、煅炉甘石、乌贼骨、龙骨、煅石膏、轻粉、铅粉和冰片组成；清宫珍珠散仅增白石脂，而减牛黄、琥珀等七味。清代以疡医著称的医家顾世澄撰《疡医大全》刊于1760年，即乾隆二十五年，而容妃用人参珠子散仅在其后二十八年。由此推测当时容妃可能患痈疽疮疡，因久不收口，御医花映墀等即参照前述《疡医大全》生肌散方为容妃配外用散剂，因其中以人参、珍珠等贵重而著名，故将该散剂名之为生肌珠子散或人参珠子散。

容妃外用之生肌敛疮散剂以珍珠、人参为主要的药是很有道理的。珍珠除含有碳酸钙、氧化镁等无机物外，还含有亮氨酸、蛋氨酸、丙氨酸等多种氨基酸，外用有较好的收敛生肌、清热解毒作用，对溃疡久不愈合有良好的疗效。人参所含的若干成分能增强蛋白质、RNA等的生物合成，增强机体非特异性抵抗力，增强网状内皮系统及白细胞的吞噬功能，还有一定的抗菌作用，这对治疗疮疡，促其生肌收口都是很有意义的。通常应用人参以内服为主，但其在外治中的作用也不容忽视，近来曾有人用人参茎叶浸膏外敷治疗各种疖病，取得较好疗效，现代的某些美容护肤用品中，也有加入人参提取物者。清宫御医用人参于外治的经验值得深入研究探讨。

（张文高）

闲话丽妃

电影《垂帘听政》之尾声，有丽妃被慈禧指令斩断手足、置大坛中、仅露其头，其状令人不忍卒睹之镜头。事实上丽妃并未被慈禧处以酷刑，无论是在咸丰十一年以前或以后，生活均较为平静。且在影片所演那一场面（1861）之后，又于世间生活三十九年，即在1890年（光绪十六年），历经了同治、光绪两朝方才去世。

咸丰驾崩以后，丽妃生活较为平静。其原因，抑或与慈禧忙于争权夺位，无暇顾及有关，但更大可能者，当是丽妃与世无争、随遇而安、“柔嘉秉性，淑慎持躬”（册封文中语）之缘故。此点于其脉案中可得印证。

兹撷取咸丰十一年十月起至同治五年元月止，丽皇贵妃脉案，略事分析，以见一斑。

咸丰皇帝（奕詝）于咸丰十一年七月十七日清晨崩于承德避暑山庄“烟波致爽”殿。死后，经过一番激烈权力之斗争，慈禧皇太后（叶赫那拉氏）勾结恭亲王奕䜣等人发动政变，从咸丰遗命赞襄一切政务之八大臣手中夺回政权。自十一月一日起，与慈安皇太后垂帘听政于养心殿。

彼时丽妃生活情况自然不得而知，但就其脉案分析，其生活较为安定。

据《丽皇贵妃进药用药底簿》载，自咸丰十一年十月十二日至十二月十一日，历时两月中未患重病，亦未进汤剂，仅隔五至七天服一次灯心、竹叶、三仙饮之类，大抵在于清利小便、和胃而已。至十二月十二日患感冒腹泻：

十二日戌刻钟龄请得丽皇贵妃脉息弦滑，系内停饮热、外受风凉之症。以致作泻腹痛。此由寒邪外束所致。今用疏解化饮汤即服一贴调理：

柴胡一钱　半夏二钱　赤苓三钱　陈皮二钱　厚朴二钱　泽泻三钱　白术三钱　缩砂一钱　引用生姜三片

次日，病情有所改善：

昨服疏解化饮汤，腹痛作泻渐减，风凉已解。惟饮热尚盛，身软气怯，以致躁汗微喘。今用益气化饮汤午服一贴调理：

沙参三钱　茯苓三钱　白术三钱　陈皮二钱　麦冬三钱　半夏二钱，炙　元参三钱　白芍三钱　引用焦三仙三钱　生姜一片

十四、十五两日宗上方化裁治疗，到十六日，病已基本痊愈。

十六日，钟龄请得丽皇贵妃脉息和缓，诸症俱好。惟胃气欠和，今用清热代茶饮避风缓缓调理：

桔梗一钱　黄芩一钱　花粉二钱　竹茹二钱　麦冬二钱　陈皮一钱　引用灯心一束

自此以后，直到同治元年四月初六日，才又生了一

场病，仍是感冒类的病。

四月初六日，李万清请得丽皇贵妃脉息浮弦而滑，系气饮舍肺，外受风凉之症。以致寒热往来，身肢酸痛，胸胁胀满，痰壅咳嗽，懒食少寐。今用疏解正气汤晚服一贴调理：

苏叶二钱　羌活二钱　橘皮一钱　半夏一钱　杏仁三钱，研　茯苓三钱　桑皮二钱　枳壳一钱　引用生姜三片　白芍三钱

此方用过，病情稍减：

风凉微解，表症稍减，夜间得寐。惟寒热如疟，胸胁胀闷，痰壅气逆，频频作嗽。此由心肝气郁，挟饮乘风，上舍于肺所致。今用顺气化痰汤佐以宣风理肺之品，午服一贴调理：杏仁三钱，白芍三钱，麻黄六分，桂枝六分，川芎二钱，当归三钱，生地五钱，甘草（蜜炙）八分，引用木香六分，半夏一钱。

这是一张麻黄汤与四物汤的合方，属于标本兼治之例。药后症状大减：

初八日，李万清请得丽皇贵妃脉息浮弦而缓。湿饮下行，寒热往来如疟稍轻，痰壅气逆咳嗽渐减。惟肝脾不和。今用和肝理脾汤佐以疏解理肺之品，午服一贴调理：

沙参三钱　白术二钱　茯苓三钱　半夏一钱　苏叶一钱　橘皮一钱　杏仁三钱　羌活一钱　引用木香六分　冬花二钱

此后，宗此方意，加减用药至四月十三日痊愈。直至同治二年六月，又有新病出现：

六月二日，李万清请得丽皇贵妃脉息弦滑。系肝郁

挟饮之症，以致胸膈痞满，胁肋胀痛。此由气道不畅，肝气挟饮所致。今用调气化饮汤午服一贴调理：

木香一钱，研　槟榔二钱　青皮二钱　陈皮二钱　半夏二钱，炙　赤苓三钱　苏叶一钱　藿香二钱　引用沉香面八分，冲

在这次的脉案中，首先提到了“肝郁”，这说明虽然丽皇贵妃生活安定，但心境仍不是很好，情志不舒、心绪欠畅在所难免。

采用上方十贴之后，病情好转，但“气血素亏”，故又用调气和荣丸，双补气血，缓图功效。

延及九月份，时常出现“腹痛”，经过服药治疗，“诸症俱好。惟肝阴素虚，下焦湿气不清。以致左膝牵引腰酸。今止服汤药，用健步虎潜丸每早服三钱，白开水送，外用熨药缓缓调理：透骨草五钱，川牛膝三钱，防风三钱，木瓜五钱，独活三钱，防己三钱，麸子一两，共研粗末，老酒拌炒，布包热熨”。（据九月初六日脉案）如此半月后病愈。

由此以后，直到同治五年元月，丽皇贵妃再未患什么重大疾病。仍偶尔服用灯心、竹叶汤、三仙饮、金衣祛暑丸、防风通圣丸、参苏理肺丸、朱砂安神丸、槐角丸之类的成药。其中灯心、竹叶水用得最多。以此推测，丽皇贵妃当患下焦湿热（或许有尿路炎症）、咳嗽、失寐、痔疮四类疾病，然皆不严重。惟独居宫闱、深院寂寞则属意料中的事了。

（周文泉）

珍妃患病缘肝郁

清代从康熙朝以后，曾对皇帝的后妃数目有规定：正嫡曰皇后，居中宫，主内治。以下是皇贵妃一人，贵妃二人，妃四人，嫔六人，分居东西十二宫，佐皇后主内治。以下有贵人、常在、答应三级，俱无定额，随居东西各宫。实际上，康熙、乾隆的嫔妃都远超过规定的数目，而同治、光绪却并没有那么多。光绪有一后两妃，那是在光绪十四年（1888）十月初五日，慈禧太后把她胞弟、副都统桂祥之女叶赫那拉氏选定为光绪的皇后。同时，礼部左侍郎长叙的两个女儿一道被选入宫，姐姐被封为瑾嫔，妹妹被封为珍嫔，光绪二十年（1894）又分别晋封为瑾妃和珍妃。关于珍妃的悲剧故事在我国早已广为流传，这里只就珍妃的一段医案，结合其生平遭遇作一简要分析。

这则医案纪年阙如，原文如下：

二月十七日杨际和请得珍妃脉息左寸关弦数，右寸关滑数。系心肝脾三经有热，蓄有湿饮，肝热下注之症。以致胸膈不畅，有时发热，口渴思凉。今用清热调肝饮，外用郁金、胆草、羚羊等熏洗法调理。

当日所用熏洗方，原案未作记录，数日后同一御医所拟处方以蛇床子、苦参等加减熏洗。

从案中记载可知，珍妃当时的主要病症有：胸膈不畅，有时发热，口渴思凉。另据其前后脉案尚载有“荣分不畅”、“疼痛窜及胁肋腰间”等症。脉证合参，分析为"心肝脾三经有热，蓄有湿饮，肝热下注之症"，但病的重点当在肝，故以内服清热调肝饮治疗。因此以青皮、枳壳、乌药、郁金等味疏肝理气、调荣止痛，胆草、黄芩苦寒泻肝清热，羚羊角、丹皮咸寒苦辛凉肝清热，生地、杭芍甘酸滋阴而养肝，薄荷辛凉轻清条达肝气，泽泻利湿清热。全方疏肝调气，清热祛湿，养阴和营，凉血止痛，与病症及脉象均相吻合。本方重点在治肝，故名为清热调肝饮，由其方义来看，似为仿龙胆泻肝汤意而立方。

熏洗药方系仿《疡医大全》塌痒汤（苦参、狼毒、蛇床子、当归尾、威灵仙、鹤虱）、蛇床子方（蛇床子、花椒、白矾）及《医宗金鉴·外科心法要诀》蛇床子汤（威灵仙、蛇床子、当归尾、土大黄、苦参、砂仁壳、老葱头）的方意而拟，故本熏洗方当为治珍妃阴痒之症。考清宫医案中，后妃等宫中妇女用类似方药熏洗治疗者颇多，然案中却几乎没有明确指明"阴痒"证候者，可能在当时宫廷的条件下御医未便照实记录，似为有所避讳。熏洗法系将中药煎汤，乘热在患部熏蒸、淋洗和浸浴的中医外治一法，由于中药与温热的协同作用，可起到祛风止痒、消肿止痛、清热解毒等作用。熏洗法是妇女阴痒症的常用治法，塌痒汤等即为治阴痒之专方。珍妃所用加减熏洗方有清热解毒、利湿祛风、杀虫止痒之效，故宜于治疗湿热下注之阴痒症。方中重用蛇床子为君药，本药辛苦而温，入肾经，内服能温肾壮阳，外用可燥湿杀虫止痒，故为治疗阴部湿痒最常用的外用药。现代药理研究，蛇床子除了有性激素样作用外，还有抗阴道滴虫、抗真菌和抗病毒等作用，故临床用蛇床子煎洗，用散剂或其提取物在阴道用药治疗滴虫性阴道炎，有较好的疗效，用于非滴虫性阴道炎白带多者，可使白带减少，子宫颈糜烂减轻，止痒效果显著。苦参在本方中也有重要作用，本药苦寒清热燥湿，又善祛风杀虫止痒，能使湿热渗于下窍，故亦常内服或外用治阴部瘙痒之症。苦参对多种致病菌和皮肤真菌有抑制作用，其醇浸膏在体外实验的抗滴虫作用也与蛇床子相近，临床用苦参制剂治疗阴部湿疹、滴虫等病也有一定疗效。狼毒与雄黄均为有毒之药，外用能杀虫，可谓“以毒攻毒”，内服应极慎，以免中毒。狼毒又有除湿止痒之效，塌痒汤及珍妃熏洗方均用此药。方中其它药如公英、草节、薄荷、朴硝、大白菜叶等，分别有清火解毒、疏风散热、消肿止痛等作用，于珍妃湿热阴痒之症亦属适宜。白菜古称“菘”，为家常蔬菜，本方中用白菜叶大约取其解毒之效，《本草纲目》中曾载用白菜捣烂敷涂可治漆毒生疮。类似珍妃所用熏洗方，现代临床仍常应用，例如最近有人用蛇床子洗方（蛇床子、地肤子、蒲公英、苦参、生大黄、黄柏、威灵仙、白鲜皮、枯矾、薄荷）治疗阴痒症 87 例，治愈 49 例，好转 29 例，一般用一二剂痒痛即减轻。

考“阴痒”病名出自《肘后备急方》，其病因病机多因肝郁化热，脾虚聚湿，湿热下注于前阴；或因外阴不洁感染病虫；或由阴虚血燥生风。《杂病源流犀烛》谓：“妇人又有阴痒，《大全》云：妇女阴痒者，是虫蚀所为……其虫作，微则痒，重乃痛。按此阴痒之虫，当属肝风内扇所化……故治法也必以清肝为主……有痒而竟无虫者，或由郁怒伤于肝脾，致阴中闷痒……或有肝脾气虚，湿热下注，致阴内痛痒……或有肝脾郁怒，元气亏损，兼有湿热，致阴中痛痒……”如结合阴痒症的这些病因病机一般规律，及医案中所载珍妃病情和对内服、外用方药的分析，可知珍妃当时病症主要病位在肝，主要病因病理在于肝郁。厥阴肝经循股阴，过阴器，又上贯膈，布胁肋。肝郁则胸膈不畅，胁肋窜痛；肝郁化火则时有发热，口渴思凉；肝郁及脾，脾虚聚湿，肝经湿热下注则阴痒带下；肝主藏血，主疏泄，肝郁则气滞血瘀，故荣分不畅。御医正是掌握了珍妃因肝郁而患病的基本病机，才为其拟疏肝理气和营、清热祛湿之方剂以治本，外用清热利湿、杀虫止痒方以治标，从此标本兼治之中，可见医术之高明。

至于珍妃何以肝郁致病，那就要从珍妃的生平遭遇和在宫中的处境来分析了。珍妃生于光绪继位后的第二年（1876），光绪十四年（1888），年仅十三岁时即应选入宫，初封珍嫔，光绪二十年晋珍妃。光绪大婚之后，对皇后（慈禧的亲弟弟的女儿）并无好感，且把她看成是慈禧的密探，事事与她疏远，随着“帝党”和“后党”矛盾的不断加深，光绪与皇后之间的感情日渐恶化。珍妃貌美聪慧，颇有才气，自幼得文学师承，精于诗词歌赋，喜爱书画，对时政也有自己的见解，同情光绪的境遇，支持光绪的一些改良主张，因此深得光绪的钟爱，成为光绪的唯一宠妃。这一切不仅招致皇后的怨恨，也引起阴险狠毒的慈禧的盛怒。慈禧恶狠狠地说：

"皇后有统辖六宫之责。俟后妃嫔等如有不遵家法，在皇帝前干预国政，颠倒是非，着皇后严加防查，据实陈奏，从严惩办，决不宽贷。"珍妃不仅横遭拷打，并降为贵人。由此看来，珍妃之惨遭迫害，不仅有婆媳、妻妾之间的矛盾，更重要的是政治上的原因。光绪二十四年（1898），光绪支持了改良主义的戊戌变法，以慈禧为首的顽固势力发动政变，残酷镇压了维新变法运动，慈禧怒骂光绪，并将他囚禁于中南海的瀛台，珍妃也因同情赞助光绪支持变法而被慈禧幽禁于紫禁城东北部的北三所寿药房这个"冷宫"之中。这时珍妃仅二十三岁。光绪二十六年（1900）八国联军进犯北京，慈禧挟持光绪仓皇西逃，临行前凶残地命太监将幽禁于"冷宫"之中的珍妃唤出，推入慈宁宫后贞顺门内的井中，当时珍妃年仅二十五岁。后人为纪念这位死于慈禧淫威的赞助变革的年轻妃子，将这口井称为"珍妃井"。

笔者为判断前述珍妃医案是她在何时何种境遇下的诊病记录，研究了一些资料。结合珍妃晋妃年月及杨际和主诊之其它脉案，推断此案大约应在光绪二十四至二十五年间。当时的珍妃，或在辅佐光绪试图实行新政，则慈禧之凶狠毒辣，光绪之懦弱无能，列强之威胁，朝廷之腐败，内忧外患已给这个皇妃的命运投下了浓厚的阴影。当时的珍妃，或已被慈禧打入"冷宫"，则对光绪的思念，对"老佛爷"的怨恨，维新运动的失败，个人所受摧残……无穷的辛酸，不尽的愁怨，悲惨的命运，交织在一起，笼罩着这个已被囚禁了的皇帝宠妃。不管是在哪种情况下，她都是一个处在矛盾焦点上的悲剧人物，她都处于忧劳思虑或酸楚凄惶、怨愁郁怒之中。这些强烈的情志因素，必然影响于肝，郁怒伤肝，而有化热、伤脾、聚湿、气滞、血瘀等等之变，这就回出现医案中所反映出的一系列全身症候和局部病症。尽管御医医术高明，理法方药均颇合拍，但情志不畅，肝郁难除，妙手良方亦难以回春。那个黑暗时代所给予珍妃的悲剧就是如此！

（张文高）

瑾妃病中残年

瑾妃与珍妃是同父异母的姐妹，姓他他拉，是礼部左侍郎长叙的女儿。她俩在光绪十四年（1888）一道应选入宫，次年同被册封为嫔，后进妃，即瑾妃和珍妃。这姊妹俩，虽然珍妃甚受光绪钟爱，瑾妃未得皇帝宠幸，但都有着悲惨的命运。光绪二十年，珍妃被封为妃后不久，就因同情、支持并得宠于光绪，而触怒慈禧太后和慈禧的侄女、光绪之后隆裕，不仅珍妃横遭拷打，姊妹俩还同时被降为贵人——在清代后妃的排列中这是被降两级。光绪二十六年（1900），八国联军侵入北京，慈禧仓皇出逃之际，命人将珍妃推入井中淹死，这位二十五岁的聪慧少妇结束了悲惨的一生。瑾妃的宫中生活，不仅是在时常郁郁寡欢中度过，光绪死后她更是在抑郁和疾病折磨中了却残年。

瑾妃比珍妃年长两岁，入宫时年仅十五岁。光绪皇帝病死是在光绪三十四年（1908），当时瑾妃也只有三十五岁。瑾妃病逝于1924年，仅活了五十一岁。这十余年，对一般人来说恰值从中年到老年前期，应属年富力强之时，而据宫廷医案记载，瑾妃却是病魔缠身，终日生活在抑郁委顿之中。要了解瑾妃病情怎样，病因何在，兹从她的大量脉案中选取一两段作一介绍。

首先看“端康皇贵妃”在某年正月至五月底这半年的脉案。据《清史稿》后妃列传记载：“端康皇贵妃他他拉氏。光绪十四年，选为瑾嫔。二十年，进瑾妃。……宣统初，尊为兼祧皇考瑾贵妃。逊位后，进尊封。”原来，1911年的辛亥革命推翻了清王朝，宣统皇帝逊位，但根据“优待皇室条件”的规定，皇帝的“尊号仍存不废”，帝后可以暂居宫禁。因此太医院的御医也仍然在“内廷”从事医事活动。由此可推测，这段脉案的时间当在1911年后到溥仪“大婚”之前的这一期间，当时瑾妃年四十岁左右。从这一年的正月底开始，端康皇贵妃的脉证病情主要是：“左关沉弦，右寸关滑数，肝热气滞，中焦蓄饮，以致肢体酸倦，时作烦闷”；“肝肺有热，气道欠调，以致胸膈堵满，时作咳嗽”，“肺经湿饮欠调”；“肝气欠调畅”，“阴分素亏，肝经气滞，以致胸满腹痛，肢体酸倦”；“肝阳结热，气道欠调，以致胸胁满，时作腹痛”；“气道欠调，以致肢体串痛，时作胀闷”。由于这样的病情，瑾妃几乎每日都服中药。御医所拟治疗法则，有平肝清热快脾、清肺平肝止嗽、清肺调中止嗽、和肝调中活络、益阴和肝调气、益阴调气定痛、调肝活络化饮、和肝活络定痛、和肝活络调气、调中清热疏化、和肝清热调气、清肝调气疏化等法。这样一直治疗到二月中旬，瑾妃的病症方开始有所减轻。至于御医所拟方药，从以下两日脉案可见一斑。

二月十九日亥刻。赵文魁请得端康皇贵妃脉息左关沉弦，右关滑数。肝气不畅，中州蓄饮。以致两胁满闷，时作腹胀。今拟清肝调中化饮之法调理。

炙香附四钱　青皮三钱　木香二钱，研　台乌二钱　沉香面五分，先煎　羚羊一钱五分，先煎　姜朴三钱　独活三钱　炒枳壳三钱　酒军二钱　牛膝三钱　川断三钱　引用栝蒌六钱　腹皮子四钱

二月二十日。赵文魁请得端康皇贵妃左关沉弦，右关沉滑。诸证均愈。惟湿热尚欠调畅，今拟清肝导热化饮之法调理。

炙香附四钱　青皮三钱　姜朴三钱　沉香四分，先煎　杭白芍四钱　羚羊一钱五分，先煎　栝蒌八钱　牛膝三钱　小生地六钱　丹皮四钱　枯芩四钱　木通二钱　引用滑石六钱，包煎　鲜竹叶四十片

经御医如此竭力调治，瑾妃才稍得安宁，大约十天未服药治疗。但是，二月三十日，即又“肝热气滞，微感浮风”，而现“头晕肢倦，胸满作痛”等症。

对瑾妃这半年的脉案作一分析，可以看出，其病位主要在肝，其症候及脉象亦多属肝经。其病机主要是肝气郁滞，气机不畅；并因此而郁久化热，火盛伤阴，肝郁及脾，中虚生饮，气滞络阻……所以出现肝郁、肝热、气滞、脾虚、阴虚、湿饮及络阻等证候；复又因标实本虚，正不抗邪，极易感受风邪。由此可知，瑾妃之

所以中年多病，诸症蜂起，缠绵难愈，主要由于肝郁。晚清、民初服务于宫廷的名医赵文魁对瑾妃之病的调治原则，也一直是紧扣病在肝经及肝郁致病这一关键的。统计一下赵氏等在半年内为瑾妃所拟五十次处方治则，其中有和肝二十二次，清肝十次，调肝、平肝、疏肝十次，合计治肝法四十二次，所占比例超过百分之八十，其它包括益阴十九次，化饮、化湿十八次，调气、疏气十六次，活络九次，调中、和中八次。这些治则与瑾妃之病机甚为符合，可知赵氏等医术之精湛，这也许就是瑾妃得以在难愈之痼疾折磨之下暂延残生的原因吧。

那么，造成瑾妃肝郁难愈的原因是什么呢？中医认为，肝为刚脏，性喜条达而恶抑郁，情志不畅，精神郁闷，必然影响于肝脏，肝郁难伸，气机郁滞，肝郁诸症遂起。瑾妃的宫中生活，恰是在抑郁、孤寂、苦闷中度过的。据瑾妃与珍妃的侄子唐海炘（他他拉·海炘）回忆其姑母的文章中介绍："瑾妃的性格和珍妃的性格恰恰相反。瑾妃在家里做闺女时是长女，能委曲求全，是个有心计的女子。进宫后在慈禧的高压下，对妹妹的遭遇只能抱着同情之心，对慈禧的横行霸道敢怒不敢言。由于长时间压抑的生活，才四十多岁，身体已经很虚弱，并得了甲状腺肥大病，眼珠往外努着。"此处对瑾妃精神和身体状况的描述与她的脉案相对照，是一致的。光绪在世时，瑾妃未曾得宠，又有慈禧的淫威、宫廷的"家法"、珍妃的悲剧，孤独、怨恨、郁闷等复杂而不正常的精神状况可想而知。慈禧、光绪死后，瑾妃成为抚养幼小的宣统皇帝溥仪的四个养母之一，另三个养母则是同治之妃。宣统上台做了三年皇帝，清王朝就垮台了，虽然按照当时的“优待条件”，溥仪仍在紫禁城的内廷部分居住了十几年，直到1924年移出宫禁，但这十几年的宫中生活已是穷途末路的地道的“孤家寡人”了，与辛亥之前已大不相同。瑾妃之死，也恰在溥仪迁离紫禁城之前不久，可以想见，瑾妃这十几年的精神状况只会更加恶化，尽管还可能享受着宫中的腐化生活，但其抑郁、孤寂、凄惶之状只会有增无减。另外还有一层影响于情志的重要因素，就是宫禁之中的妃子，犹如被囚禁一般，必然对亲人有无穷的思念。据瑾妃的侄子回忆：“现在回想起来，高大的紫禁城隔断了她和亲人的感情，过着孤伶伶、冷清清、非正常人的宫中生活。纵然有吃不完的山珍海味，穿不尽的绫罗绸缎，享不尽的荣华富贵，那也体味不到人间的幸福。”在如此精神状态下，必然是肝郁日渐加重，瑾妃的身体情况亦必每况愈下，即便有神医妙手，亦难回春。

瑾妃临终前几年，在暂居宫禁的溥仪“大婚”之后，病情缠绵，逐渐恶化。她曾对进宫探望的母亲说：“从皇上大婚，我就没有好过。……最近几年我总觉得不舒服！”此时母女倍加互相思念，据说瑾妃曾为母亲在景山东街东侧买了一套宅院，母女常在约定好的时间，一个登上宅院中花园里假山上的亭子，一个登上宫内御花园靠东北面的亭子，互相用望远镜对望良久。瑾妃的侄子说：“就这样年复一年地望了多年，直到瑾妃病倒，祖母这时也病魔缠身，才算罢休。”就这样，已被尊称为端康皇贵太妃的瑾妃终于一病不起。她临终前的种种病状，也详细记载于宫中的脉案之中。以下选录几则由御医张佟所诊脉案。

九月十三日，“脉息两寸细象稍缓，关部仍弦，两尺洪大无力。气液枯涸，形体消瘦，胃家谷气太少，由脾阳不振所致，因之精神委顿，舌蹇耳鸣，有时恍惚，膈上有痰，症势危险已达极点，殊难挽救。谨勉拟益气壮水化痰之法，以尽血忱。

西洋参二钱，研　生於术一钱　朱茯神三钱　朱麦冬三钱　川贝母三钱，研　生杭芍三钱　化橘红一钱半　法半夏一钱半　引用六味地黄丸二个，煎”

九月十七日，“脉息尺部洪象未敛，重按无神，两关仍弦，寸部细而力软。神识时清时迷，舌强语蹇，面青黯淡，胃纳不思，精神委顿”，此时“症势愈形危险”，御医所拟“竭力调治”之方药为：西洋参、干地黄、炒白芍、朱麦冬、生牡蛎、炙甘草。当日酉刻，又“照原方加人参一钱、五味子六分”。

九月二十一日，脉息“重按愈觉无神，眼光郁瞀，视物不清，由昨不寐，稍觉烦扰，时作郑声，精神愈形委顿，脱败堪虞”。此时御医“勉拟”方药：人参，干地黄，炮姜炭，法半夏，杭芍，朱麦冬，清油桂，阿胶。

虽经一甲复脉汤、生脉散以及大补气阴、回阳救逆化痰之法救治，御医已“尽血忱”，无奈肝郁积久难返，气血阴阳俱衰，纵有灵丹妙药，亦无法挽回衰竭脱败之势。在宫中生活了三十多年的瑾妃，就这样在凄惨、郁瞀、委顿、黯淡的境况下，离开了人间。

（张文高）

恭亲王临危脉案及护病档案

恭亲王奕䜣，道光皇帝第六子，堪称清史上的显赫人物。尤其咸丰死后，慈禧与肃顺等八大臣争权夺位之时，奕䜣出力殊多，故虽宦海浮沉变幻，仍得以弄权朝中。卒于光绪二十四年四月，终年六十七岁。

据《清史稿》载，恭亲王于光绪二十四年“疾作，闰三月增剧，上奉太后，三临视，四月薨”。笔者查得恭亲王光绪二十四年四月初十脉案：

四月初十日丑刻，庄守和、张仲元、姚宝生（三位分别为太医院院长及副院长）诊得恭亲王脉息左寸关数而无力，尺部虚大，右三部软而无根，由戌至丑汗出不止，喘息抬肩，痰热上壅，精神不固，证势重险，谨防虚脱。今议用保肺固脱之法竭力调治：

人参三钱　麦冬三钱　老米五钱　水煎浓汁频频饮之

此案所载当是恭亲王病危记录。宫中抢救濒死者多用人参、麦冬或生脉散。

尤令人关注者，清宫医药档案中，有该年四月九日、十日，即脉案前一日与当日的护病记录。从中可以想见当时护理之细致与认真：

四月初九日

辰初二刻十分吃片汤半盅

辰正小水（小便）

辰正一刻吃膏子药

辰正三刻喝清茶半盅

巳初二刻小水

巳初三刻坐睡按摩

巳正一刻醒

午初一刻吃药

午初一刻十分小水

午初三刻十分喝人乳半盅

午正吃烟六口

午正二刻坐睡

未初二刻醒

未初三刻小水

未正二刻小水

申初二刻小水

申正喝荷叶粥半碗

申正三刻小水

酉初一刻十分坐睡

酉正五分醒小水

酉正二刻吃膏子药

戌初三刻十分小水

戌正一刻五分诊脉

戌正二刻十分吃高丽清心丸半丸

亥正吃膏子药

亥正二刻喝竹沥水二钱、犀角一分

初十日

子初一刻五分小水

子正一刻小水

子正一刻五分喝荷叶粥一小碗

丑初诊脉虚散

丑初一刻坐睡

丑正醒

丑正一刻坐睡

寅初醒

寅初一刻坐睡

寅正十分醒小水

寅正一刻五分吃膏子药

卯初诊脉虚弱

卯初二刻十分按摩

卯正三刻十分小水

辰初一刻喝鸭子汤粥半碗兑参麦引半盅

此护病记录记述了恭亲王自四月初九日辰初二刻至四月初十日辰初一刻诊脉治疗及护理情况。可知恭亲王确实病势笃重：脉有虚散及体质虚弱，仅能坐睡，且小水频频。再者其进食极少。此记录与初十日之脉案记载颇相吻合，可以印证。

（周文泉）

权阉李莲英及其医事

李莲英是清朝后期臭名远扬的权阉，直隶河间府人（今河北省大城县），生年无考。

李莲英少壮时，曾在长春宫任小太监。当时职位虽卑，但体质强壮。从他的脉案来看，所患多为外邪侵袭皮毛血脉导致的实证，用药亦偏重于外治和祛邪。仅举同治十三年二至九月的脉案数则为例。

第一例：

二月初九日，杨安贵看得长春宫小太监莲英。洗药方二贴：

荆芥三钱　连翘三钱　防风三钱　白芷三钱　薄荷一钱半　白菊花三钱

防风通圣丸二钱一付，五付又三付。

按：此外洗方为一派散风清热止痒之品，内服之防风通圣丸又擅于解表消风，通里泻热，属治疗皮肤痒疹之圣药。农历二月正值仲春，风邪偏盛，内热外发，易患皮毛之疾。由此推测，李氏当时患有风疹，内热亦盛，故经内外合方治疗而痊。

第二例：

六月十九日，李德立看得长春宫小太监莲英，今用清解正气化饮一贴：

荆芥三钱　羌活二钱　藿香一钱五分　陈皮二钱　厚朴二钱，制　郁金二钱　青皮三钱　焦三仙九钱　薄荷一钱五分　山豆根三钱

按：上方取藿香正气散之主药藿香、陈皮、厚朴为君，以化浊行气解表，佐荆芥、羌活、薄荷疏解暑令之邪，郁金、豆根以清心利咽，青皮、三仙以和肝导滞，共奏解热和中理肝开郁之效。以药测症，莲英当暑受寒，应有恶寒发热、咽痛心烦、纳少泛呕等，属于急性疾病，故可一药而愈。

第三例：

八月十五日，庄守和看得长春宫小太监莲英。今用

清热利咽汤一贴：

荆芥二钱　苦梗三钱　酒芩二钱　元参三钱　花粉三钱　酒连一钱　栀仁三钱　连翘二钱　枳壳三钱　牛蒡二钱　酒军三钱　生草一钱　引用薄荷一钱

十九日，杨安贵看得长春宫小太监莲英。今用清咽化滞汤一贴：

川连一钱五分　炒栀二钱　酒军二钱　连翘三钱　薄荷一钱　山豆根三钱　瓜蒌三钱　丹皮三钱　元参三钱　甘草一钱五分　苦梗三钱　引用锦灯笼三个

按：清咽利膈汤见于《喉科紫珍集》，为治疗风热喉痹、喉痈、乳蛾之专方，适用于急性咽喉肿痛，便秘溲赤而脉实者。庄守和将此方去防风、银花、元明粉，加入花粉生津，枳壳行气，可知莲英患此病时尚兼有口渴脘胀之症。服药后诸症减轻，但体内积热尚盛，咽喉肿痛亦甚，故杨安贵拟清热化滞汤，在上方基础上增损，用山豆根、锦灯笼解毒利咽，丹皮凉血行瘀，使诸症悉平。

第四例：

七月二十日，杨安贵看得长春宫小太监莲英。今用熨洗方一贴：

当归尾三钱　防己三钱　牛膝三钱　独活二钱　透骨草五分　防风三钱　红花三钱　甘草节二钱

加食盐三钱　烧酒一两　水煎熨洗

按：熨洗，属于外治法范畴，主要用于治疗关节肿痛，屈伸不利，或皮肤麻木不仁、瘙痒等疾患。本方用归、膝、红花、烧酒以行血活血，防己、防风、独活以散风止痛，透骨草、甘草节通利关节，食盐外用可定痛润燥。以药测症，知李莲英当时皮肤痒疹未愈，又出现关节肿痛，故用熨洗法治之。

第五例：

九月二十四日，长春宫小太监莲英。要去防风通圣丸三钱一服，五服。

按：李莲英自同治十三年二月初九日开始，至九月末，仍服表里双解之防风通圣丸，说明皮肤痒疹仅减轻而未愈，内热尚炽，体质亦壮。

为了爱护李莲英的身体，慈禧太后不仅关心其饮食起居，赏赐的药品，在当时权贵中亦无人敢与争衡。兹举光绪朝二十八年四月二十日至三十年八月二十五日的内廷《赏赐流水账》统计数字为例，仅 29 个月零 5 天（其中二十九年闰五月）的时间，他共领赏 260 次，平均每月赏赐 9 次。所赏名贵药品达 19 种之多，药物品种数量列于下。

1. 单味药

於术：李莲英晚年患有脾虚证，慈禧太后除在光绪二十八年五月十九日和十一月二十一日两次各赏一匣外，自该年十月初八日起，至光绪三十年八月二十五日止，每次赏赐五分至五钱，随汤剂用。计赏 256 次，给药 683 钱（即 4 斤 4 两 3 钱），969 个，其关怀可谓无微不至。

人参：赏赐 5 次，除 12 苗的一匣外，另计四两九钱。

豆蔻：赏 1 次，计 2 匣。

金石斛：赏1次，计2把。

2. 成品药

太乙紫金锭：赏12次，计621锭。

万应锭：赏4次，计61瓶。

灵应痧药：赏2次，计40瓶。

金衣祛暑丸：赏3次，计130丸。

六合定中丸：赏3次，计130丸。

香茹丸：赏3次，计130丸。

内廷制度，每年夏季（农历四至六月），皇帝都要将上述清凉祛暑药品分赏给诸王公大臣。而权监李莲英和王公大臣如英麟、那桐、载沣、载洵、善耆、袁世凯、张勋等并肩受赏，且赏赐药品较大多数王公更加优待，可以看出李莲英在当时统治者心目中地位之重要了。

除上述外，其它赏给的药物还有：神效活络丹、御制平安丹、回生第一仙丹、熊油虎骨膏、仙鹿膏、培元益寿膏、加味香肥皂等。甚至李莲英灌狗用的红平安散，也要由帝后赐予。

（李春生）

慈禧病案中经方的运用

经方主要是指汉代大医学家张仲景所著《伤寒论》、《金匮要略》等书中的方剂，这些方剂大多用药简练，疗效显著，直到今天仍为临床医生所喜用。

清代御医在临床辨证论治、选方用药方面，具有说理透彻、认证准确、立法谨严、治病求本、宗经旨而述新意的特色。其中运用经方的经验十分丰富。这些对今天的临床来说，也有许多值得借鉴的地方。下面仅将慈禧（那拉氏）的病案中有关应用经方的案例选录数则，稍加评论，以见一斑。

经方调胃承气汤之运用

光绪三十四年三月十四日，张仲元请得皇太后脉息左关沉弦，右关沉滑有力。肝胃气道欠畅，蓄有积热，是以眼目不爽，食后嘈杂，谨拟古方调胃承气汤调治。

酒军八分　元明粉六分　甘草五分

水煎数沸，空心温服。

调胃承气汤方，出自《伤寒论》一书，为阳明泄下实热之轻剂。方中酒军泄热通便，元明粉软坚导滞，甘草和中补脾，三药合用，具通便软坚、泄热和胃之功效。本案用调胃承气汤，旨在治疗目赤不爽、食后嘈杂诸症。目赤之发生，多由火毒热结、邪热上攻所致。食后嘈杂，则有火、气、痰浊等不同病因。慈禧平素胃火偏盛，常患积滞不畅之疾，胃热内蕴，波及于肝。治以调胃承气汤泄热通滞，冀热去滞通而目赤、嘈杂诸症可平。据次日脉案载“脉象已缓，诸症渐轻”可知药已收效。

本案主治者张仲元，当时任太医院院判（相当于副院长），医理精深，当时慈禧年事已高，院判仍能无所顾忌，为治病之根本，硝、黄之属亦辄投之。可见宫中治病，实以疗效为上。

又如：

光绪三十三年十二月二十八日酉刻，庄守和、张仲元、姚宝生请得皇太后脉息左寸关弦数，右寸关滑数。肺气欠调，肝胃郁热未清，谨拟清肝化滞热法调理。

溏瓜蒌三钱，研　花粉三钱　羚羊一钱　酒芩一钱　橘红八分　酒军一钱，后煎　元明粉八分，后煎　灯心一扎　引用淡竹叶一钱

此为太医院院使（院长）庄守和、左院判张仲元、右院判姚宝生三人会诊脉案。

其脉象左关弦数是为肝热，右寸关滑数当属肺胃积滞蕴热，故治疗以清肺胃积热为重点。处方中溏瓜蒌上清肺胃之积热而化痰，下润大肠之燥结而通便，天花粉化痰养胃而生津，酒芩清肺热而泻大肠火，橘红润肺化痰，诸药共奏清肺火而祛痰浊之功。本方用调胃承气汤（去甘草）则重在通便并清大肠实热。方中重用羚羊取其力专，清肝经之热邪。至于灯心、竹叶两味，可清利热邪下行。是方配伍堪称严谨，故当收效。据次日脉案“脉象见和”，则减方中清肝、泻下之品，而专克肺胃之痰浊，渐次收功。足证宫中用方并非和平惟补而已，乃是因证施方。

经方四逆散之运用

光绪三十二年五月十七日，力钧请得皇太后脉息左关弦急，右关濡滑。肝旺由于胆热，胃实由于脾湿。胃气稍开，拟用疏肝和胃之法调理。

杭白芍一钱，生杵　生枳壳一钱　南柴胡八分　粉甘草

八分

百沸汤煎数沸。公丁香末二分，冲去渣服。

四逆散，出自《伤寒论》。主要治疗热厥症。该方具解表和里，疏肝理脾、宣达枢机之功。方中柴胡、枳实（壳）能升能降、能开能泄；芍药、甘草能收能敛、能舒能和，寓升降开阖之妙。以本脉案而论，左关弦急，自是肝旺；右关濡滑，应有脾湿，故以四逆散疏肝理脾。而以公丁香冲服者，取其温胃行气之效。

经方之运用在于识证。御医力钧之辨证用方颇有见地，故次日脉案已有“脉息左关弦而不急，右关滑而不濡”之记载。药已见效，遂专调脾胃，以平胃疏肝之品收功。

经方真武汤之运用

光绪三十四年十月初四酉刻，张仲元、戴家瑜请得皇太后脉息左关弦而稍劲，右寸关滑，中取鼓指，食后嘈杂，头闷目倦，有时作呕，腹中水响，大便尚泻，身肢力软。总由中气郁遏，脾不化水，大肠有寒，不能熟腐水谷所致。谨拟仍以真武汤加味调理。

茯苓六钱，於术二钱，糯米汁炙，川附片八分，炙，生杭芍三钱，广皮一钱五分，甘草一钱，引用生姜二片，川附片同甘草煮熟，入余药同煎。

真武汤中附子辛热，可温经散寒，白术甘温，功能健脾燥湿，茯苓渗湿利水，生姜温中散寒，芍药和血益阴，故具温阳化水之功。

本脉案载用真武汤治慈禧所患腹泻，腹泻之成因虽多，脾胃是其关键。脾阳之旺衰与肾中真阳休戚相关，肾之命火可助脾胃运化；若命火不足，则脾阳不振，无以“腐熟水谷”，则可致泄泻发生。且“肾为胃之关……肾中阳气不足，则命门火衰，而阴寒极盛之时，则令人洞泄不止也”（《景岳全书》）。慈禧当时年过古稀，平素脾胃弱，年暮之时，肾阳自是不足。命火衰微，无以助脾，故常作泄泻。以脉象分析，肝木较旺，脾受湿困，肝木克及脾土，命火又无助脾阳，故其病之关键当在中州。泄泻已成，应以补肾火、助脾阳为要务，因之，以真武汤加味为治。以期肾阳得复，脾阳得助，运化如常，而泄泻可止。

经方苓桂术甘汤之运用

光绪三十四年十月初五日，施焕请得皇太后脉左关弦缓，右关外弦内软，寸尺略带迟象。夜间尚有水泄，胸旁两胁亦尚有水气作鸣。夜本阴胜，凡饮动阳衰，必扶阳以济之。又治饮先取辛甘，欲其动也。后用温和，乃可平复。苓桂术甘汤乃治饮之正方。拟用附片、粳米，庶可望饮邪平服，水不再逆矣。谨拟上呈。

云苓五钱　炙草二钱　肉桂三分，去皮，白蜜煎　川厚附片五分，盐水制　於术三钱　佩兰梗叶二钱，黄糯米炒

先煎附片、炙草，待附片熟后，加药同煎，熟时加白粳米一把，滚二三沸即取汁用。

此为受荐入宫名医施焕给慈禧治病的脉案，距慈禧驾崩仅半月余。当时慈禧年迈体弱，脏腑均有虚损之象。前日用真武汤后，脉象改善，左关已有缓象，右关

亦较平和，而寸尺略带迟象，自是心肾阳气不足之证。故施焕权衡之后，取苓桂术甘汤（《伤寒论》）温心阳、化饮邪，并仿附子粳米汤（《金匮要略》）意，温肾和胃，去腹中之寒，立方用药均与证候契合。

施焕于光绪三十四年前后入宫。本案记述清晰，病机分析精当，论治确切，可见造诣甚深。

（周文泉）

光绪皇帝遗精病的治疗

清代历朝皇帝中，光绪患病甚多，其中反复发作、缠绵不已、颇以为苦者，遗精滑泄病居其一。据光绪三十三年自书之起居注称："遗精之病将二十余年，前数年每月必发数十次，近数年每月不过二三次，且有自遗泄之时。冬天较甚。"知其十六七岁始患此证。至十九岁大婚时，病仍如故，已成宿疾。其症状表现："于昼间一闻锣声即觉心动而自泄，夜间梦寐亦然。"病势沉重，治疗颇为棘手。究遗精病之成因，多由劳心过度，纵欲伤肾，或醇酒厚味，蕴湿生热下注，扰动精室所引起。对于光绪帝之遗泄之疾，御医们精心辨证，多方设法。加以光绪粗知医理，亦辄自行开方、索方、录方，因而其治疗遗精滑泄病之处方甚多。疗法有内服、外治之分，用药有复方、单味之别，治法详备，各具特点。兹就其常用医方按治法作一介绍。

养心益气法

光绪帝自幼身体孱弱，脾胃欠和，是为气血不足之由。冲龄登极，国事多变。及亲政之时，慈禧仍有训政之权，精神抑郁，心情不快，劳神过度，心阴暗伤，以致心阳独亢，心肾失交，水亏火旺，扰动精室而为遗泄。迨至戊戌事败，遂成阶下之囚，心劳神瘁，病又复重一层。曲运神机，势伤乎心，心神过用，暗及于肾。治疗光绪帝遗精病采用养心益气法之方剂，乃以《太平惠民和剂局方》之妙香散加减方为代表，称之为治遗精验方，配丸药服用。其组成为：东洋参、生口芪、茯苓、远志、杜仲各三两，茯神二两，淮山药八两，芡实二两，广木香二钱，辰砂二钱，当门子三厘，共为细末，炼蜜为丸，二钱重。是方以山药益阴清热兼以固精，为君。参、芪补益固气，远志、茯苓、茯神宁心安神，俾气固神宁而精自不泄。木香行气以疏肝，肝疏则脾和，脾和而后天得健。辰砂镇心安神，“养精神，定魂魄”（《本草经》）。麝香通窍解郁，与辰砂相伍可令神安不摇。加芡实，一则可以助清心健脾之力，次则可增益肾固精之功。杜仲入肝肾二经，用之在于补益精气。故此方具益气宁神、补益心肾之功效。运用大旨在于安其神、正其气，使精与气神相依而自固。

养心益气法治遗精病临床医家少用。光绪帝以此方配丸药常服，知其当有效验。

滋阴补肾法

肾虚精关不固乃是遗精滑泄之重要原因。若恣情纵欲，肾精不藏，则可导致肾阴之虚损，肾阴虚则相火旺，扰于精室则封藏不固，而精自流。光绪帝婚前已有遗泄之病，大婚于弱冠，皇后、宠妃侍于宫闱，肾精亏耗自不待言。且因前论述之慈禧专权，心情抑郁，忧思恚怒于内，以致肝郁化火。肾阴不足精本不得封藏，加以肝火相干，则肾精更耗。光绪帝遗精滑泄之病，有时现肾阴虚见证，则御医治疗多从滋补肾阴入手，俾肾阴得滋。其治疗方剂大致分为两类，一类是滋阴补肾加固涩肾精之药，以御制益肾固精丸为代表：

大熟地八两　山萸肉四两　淮山药四两　牡丹皮四两　云茯苓四两　龙骨三钱　莲须一两　芡实二两　线胶四两

治法：用牡蛎熟粉炒线胶，成珠后，去牡蛎，磨粉，再用以上各药共研细末，炼蜜为丸，如绿豆大。每日早晚各服四钱，鹿衔草煎汤送服。此方具滋阴、补肾固精之效。方取六味地黄为主，重在滋补肾阴，去泽泻防其淡渗利湿伤阴，合金锁固精丸旨在益肾固精，去蒺藜加线胶为助育阴之力。以鹿衔草煎汤送服，颇具深意，是药能入肝肾二经，可为诸药之引，亦可增本方补肾固精之功。据脉案，此方光绪时常服之，亦常自开此方配用，或当有效。

光绪帝用滋阴补肾医方之另一类是滋阴补肾药加少量助阳之品，惟力轻量少，并非为助肾之阳，实乃固肾之虚，以防补肾抑阳。此类医方，光绪常服，其中尤以自写之治遗精方最为常用，并自注“极效”。其组成：

熟地三钱　泽泻三钱　丹皮八分　山药一钱　枣皮一钱　芡实研，一钱　菟丝子一钱　杜仲一钱　巴戟天一钱　猪油一钱

水煎温服。

本方实乃以六味地黄丸为主，旨在滋阴补肾。加杜仲、菟丝子益阴助阳，尤妙者选用巴戟天温肾壮阳，以防滋阴太过，且巴戟与菟丝子相伍，壮肾固精之力殊增；巴戟天与杜仲相须，补肾益元之功尤强；巴戟天配合山萸肉可助肾火以固下元。至于合用猪油者，是为加强补虚润燥之效。本方适于肾阴不足，病情迁延，肾精不固者。

总之，治疗光绪帝遗精病采用滋阴补肾法时，每多随证候之变化，对其处方药物有所增损，其中加入固涩类药及小量助阳之品时较多，所谓：益源不忘节流，助阴复顾益阳，可供临床借鉴。 141

阴阳双补法

光绪帝罹患遗精滑泄有年，至光绪三十年前后，其病日渐加剧。其自写起居注中多载“时有滑泄，下部潮冷”等语，其脉象亦多尺部沉弱乏力，知其肾阴肾阳均有不足。此时辨证多属于肾阴肾阳两虚，故治疗其滑泄之疾，亦多用阴阳两补法。惟因其时病情多变，脏腑俱有亏损，因之亦常以此法为主。其于双补肾元之中，伍以补肾纳气之品居多。其主要方剂，如益肾固精丸一方之组成：

炙龟板六钱　生牡蛎四钱　鹿角胶三钱　蛤蚧尾一对　大熟地三钱　炒杭芍二钱　益智子二钱　菟丝饼四钱　云茯苓三钱　炒山药二钱　山萸肉二钱　牡丹皮三钱　五味子一钱　金樱肉二钱　石莲肉三钱　建泽泻二钱

共研极细面，饴糖为丸，如绿豆大，每晚服二钱，白开水送服。本方即由七味都气丸、茯菟丹、龟鹿二仙胶等方加减化裁而来，具补阴壮阳、益肾固精之功。其中七味都气丸滋肾纳气，得蛤蚧之助而纳气之功殊增。茯菟丹滋精固脱，合金樱子、牡蛎、益智仁固涩之力益强。龟为介虫之长，得阴气最全；鹿角过夏至即解，禀纯阳之性，两药相伍可阴阳双补。制配以饴糖为丸，颇寓深意，饴糖性味甘平，《备急千金要方》载其有“补虚冷，益气力”之作用，《食疗本草》称其可“健脾胃，补中”，用以为丸，可补中健脾，以除本方之滋腻。此外，御医鉴于光绪帝体质娇弱，还专门配制阴阳双补平和之剂，以备久服。滋阴益肾暖精丸即是其一，该方组成为：

原生地一两　山萸肉四钱　淮山药六钱　盐杜仲六钱　沙苑蒺藜六钱　白茯苓六钱　骨碎补四钱　韭菜子四钱　当归身六钱　杭白芍四钱　金毛狗脊四钱　益智仁三钱　淮牛膝四钱　石莲蕊五钱　豆皮六钱　广缩砂一钱五分

共研极细末，枣泥糊为丸，小绿豆粒大，每早晚各服二钱，淡盐汤送服。是方具滋肾阴，益肾气，阴阳双理，养血健脾之效。方以枣泥糊为丸，有健脾益气作用，以淡盐汤送服，乃取盐入足少阴经，且有固肾之作用。因此方组合严谨，其性平和，故为光绪帝喜用。并常依据病情在此方基础上加减用药，配方服用。

益肾固涩法

遗泄之病，不宜过早用涩，但于病势经久不愈之时，则常以益肾固涩之法为主，以塞其流。光绪帝患此病有年，病势反复，经久不愈，故益肾固涩之法，亦时用之，乃本“涩可固脱”之意。此类方剂，主要以精滑梦遗方为代表，其组成是：金樱子、芡实、白莲花蕊、煅龙骨各五钱，共为细末，米糊为丸，梧桐子大，每服七十丸，盐酒汤送下。本方系《洪氏集验方》之水陆二仙丹加味，芡实、金樱子一生于水，一长于山，故名。是方具固肾涩精之效。白莲花蕊性味甘平，可益肾涩精；煅龙骨能收涩固精。故诸药合用，有益肾固精之功，用之俾肾气得固，精关得闭，而滑泄可止。本方以盐酒汤送服。按，盐可引经入肾，酒可助肾兴阳，亦有流通气血之力，以上二味，用作引经，自当有益。此外，御医有时亦用单味药为光绪治疗遗泄之病，如一味秘精汤即是光绪帝时常服用者。是方仅分心木一味，用量五钱，洗净用水一茶盅半，煎至多半茶盅，临睡以前服之。分心木系胡桃科植物，胡桃果内层之木质隔膜，又称胡桃夹、胡桃衣，具固肾涩精之作用，为民间治遗精滑泄之要药。本方称之秘精，实则关键在于固精。当然益肾固涩在某种意义上仍为治标之法，一般初患此病者不宜用之。光绪帝之固涩用药，多以芡实、莲须、覆盆子、金樱子诸品为多，或以之为主，或以之为辅，交相使用。综观光绪帝之遗精滑泄病治法，早年多用宁心益气法，其后则以阴阳双补、益肾固涩法交互应用，大抵符合治疗遗精滑泄病先清君相之火为主，次则滋阴补阳同用，久则益肾固涩之原则，足证宫中御医具一定辨证论治之水平。

（周文泉）

消食导滞法在宫廷中的应用

消食导滞法属于八法中消法的范畴，主要用于因伤食而出现食欲减退，嗳腐吞酸，胸脘痞闷，腹胀腹痛，呕吐或泄泻诸症。宫廷帝后妃嫔多食肥甘厚味，恣啖酒肉油腻，饭后活动范围很小，容易因脾运不及而引起食滞，故消食导滞法在宫廷医学中是比较常用的治疗方法。

食滞本证多见于新伤饮食，或伤食而体质壮实者，依据症状的多少和疾病的程度，又有轻重之分。

食滞轻症

轻症以进食不香，纳运不畅为特点，没有其它明显的不适症状。宫廷帝后常有小病大养的习惯，遇此即传御医跪请“平安脉”，诊病之后，即使没有大病，亦“见微知著”，开代茶饮。若出现腹胀、矢气频多等，则另投汤剂煎服。常用治疗食滞证的方剂有三仙饮、加减思食丸等。

（一）三仙饮

三仙饮的基本方是焦炒之山楂、神曲和麦芽。方中山楂善消肉食之积，化瘀血之滞；曲、麦善消面食之积，除胸脘痞闷。加减法：痰多者，加橘红以燥湿化痰，行气宽中；咳嗽者，加桑皮以泻肺止咳，化痰定喘；脘腹胀痛，大便不爽者，加郁金、槟榔以解郁破积，消导行滞；咽部微痛，干呕干咳者，加干青果、金石斛以滋养肺胃，解毒生津。

脉案举例：

光绪×年二月十四日

老佛爷加味三仙饮：

焦三仙各三钱　霜桑叶二钱　竹茹二钱　水煎温服

光绪×年二月二十五日

老佛爷加味三仙饮：

焦三仙各三钱　竹茹二钱　霜桑叶三钱　广皮一钱五分　焦槟榔二钱　厚朴一钱五分，炙　水煎温服

按：老佛爷为慈禧太后晚年的尊号。此两脉案与其前后脉案迥异，当属于新病。方中重用焦三仙为君药以消食积，推测病由饮食失节引起，以食少、脘痞、嗳腐为主要临床表现。辅竹茹、陈皮以清胃止呕，表明有口干恶心。佐槟榔、厚朴以宽胀导滞，表明有腹胀便难。两方均用霜桑叶，以本品清肝肺热，泻胃中热，除湿利肠。因慈禧患病，脉常见“左关弦而稍数，右寸关滑数，肝郁气滞，肺胃蓄有饮热”，故加桑叶兼疗痼疾，处方才为合拍。

（二）加减思食丸

加减思食丸由神曲、麦芽、佛手、乌梅、宣木瓜、云苓、炙甘草等药组成，共研极细末，炼白蜜为丸，如

梧子大，每服五丸或七丸，口干时噙化二三丸。

方中用神曲、麦芽以消食除满，茯苓、甘草以化饮和中。佛手、乌梅、木瓜皆酸温之品，入肝胃二经，长于平肝安胃，收敛生津，除湿除烦，理气化痰。对于因食滞兼肝郁饮停，以纳食不香，口干不渴、兼有逆为临床表现者，服之有较好疗效。

脉案举例：

光绪三十四年八月二十九日，臣施焕请得：皇太后脉左关弦而带大，右关弦劲中仍有滑象，寸尺平滑，即胃脘饮邪大，乃肝经微风症全现于关脉，应从肝脾胃三经调起。肝宜疏，脾宜健，胃宜和，从调气和中内，参以加减思食丸，随便酌用。冀其肝气渐畅，脾气渐旺，胃气渐强，夫然后湿可解，饮可化，风可息矣。谨拟和中益气汤药，外附丸药方（注：即加减思食丸方）制法敬呈（以下从略）。

按：光绪三十四年，慈禧皇太后年已七十四岁。八月正值仲秋，太阴当令之季将过，肝邪乘之，加以太后禀赋不足，致肝经微风症全现，肝脾胃三经俱病。《金匮要略、脏腑经络先后》有“见肝之病，知其传脾，当先实脾”之训，故御医施焕拟和中益气汤，用参、苓、术、草、陈、藿、菖蒲以健运脾气，调气和中，意在使脾旺不受肝邪；阿胶、玉竹滋脾益阴，除风淫之邪。以慈禧肝胃同病，纳运不畅，故佐加减思食丸消食和胃，平肝敛津，而收全功。

（三）平安丸

平安丸由焦曲、焦楂、焦麦芽、苍术、陈皮、厚朴、甘草、丁香、木香、檀香、沉香、红蔻等十五味药组成。共为细面，炼蜜为丸，每丸重二钱。

方中用三仙、平胃以消积，诸香与蔻以行气止痛。适用于四季饮食失节，纳呆胀满，或痛或泻之症。

平安丸为清宫最常用的配方之一，自雍正朝开始，历朝用药底簿多有记载。有时皇帝还将它赏赐给臣下服用，仅雍正六年十二月初八日所制《赏平安丸总摺》中，就载有赏赐总督岳钟琪等平安丸 85 700 丸。说明此药疗效可靠，效验卓著。

除上述三方外，清宫仙药茶亦为历朝消食导滞常用方药，帝后太监等，无不饮服。

食滞重症

临床上以恶食、嗳腐吞酸、胸脘痞满、腹胀时痛、大便失调为特点，舌苔多厚腻而黄，脉象沉滑。治宜消积导滞，促使积滞消散或由大便排出。清代宫廷中常用方有木香槟榔饮、宽中调胃化滞汤、温中化饮汤、二香分气汤、清热化滞汤等。

（一）宽中调胃化滞汤

组成：厚朴二钱，制，枳实三钱，炒，青皮三钱，炒，白术二钱，炒焦，东楂四钱，陈皮二钱，焦曲三钱，引用苏子二钱，枇杷叶三钱。水煎服。

方中除消食药外，运用行气导滞药如朴、枳、青、陈皮较多，意在用气药推动消食药，以助驱除食滞。又投白术以健脾，亦为消食之需。引用苏子下气定喘，杷叶降逆止嗽，对食滞脘胀兼有咳喘者，较为适宜。

此方于清同治十三年由御医庄守和拟订，当年正月十八日在长春宫看得太监孙禄患食滞腹胀，服本方获效。

（二）木香槟榔饮

组成：木香八分，研，三棱三钱，醋炒，莪术三钱，醋炒，酒连一钱，槟榔二钱，酒黄柏三钱，枳壳三钱，炒，黑丑三钱，研，川军一钱五分，柴胡二钱，甘草八分，引用荷梗二尺。晚服一贴。

方中木香、枳壳理三焦气机，三棱、莪术攻坚破积，槟榔、二丑下气导滞，连、柏、川军清热通便。食积日久，影响肝经疏泄，易见寒热往来，故用柴胡甘草疏调肝胃之气，和解退热。引用荷梗，可升清气，使浊气自降。

本方的主要适应证为食滞所致的脘腹胀满疼痛，大便秘结，及赤白痢疾，里急后重等。同治元年十一月初一日，御医冯铨看得承乾宫女子迎顺患此病，一药而愈。

（三）清热化滞汤

组成：枳壳二钱，陈皮三钱，元参三钱，黄芩三钱，川军三钱，焦三仙六钱。引用花粉三钱。水煎服。

方中玄参、花粉、黄芩清热生津而解毒，枳壳、陈皮、三仙消食行气以和中，大黄清热通便，使实热积滞之邪从魄门排出。

本方适用于热毒壅盛，伤及津液，致胃中干燥，产生食滞，症见胃纳顿减，口干咽痛，渴思饮水，脘胀便秘，脉沉数者。同治元年十月二十三日，御医钟龄看得景仁宫女子双安患此病，服清热化滞汤两贴而食滞消解。

（四）温中化饮汤

组成：厚朴二钱，草蔻二钱，煨木香一钱五分，丁香八分，延胡索三钱，炒焦三仙六钱，藿香三钱，苍术二钱，车前子三钱，引用炮姜八分。水煎服。

方中用丁香、草蔻、炮姜、延胡索温中止痛，木香、厚朴、藿香、三仙理气消食，苍术燥湿健脾，车前化饮止泻。诸药配合，对因寒食停滞而引起的少食脘胀、腹痛泄泻、脉沉紧者尤宜。同治十三年五月十五日，御医李德立用此方治长春宫小太监王多庆，用一贴而获效。

（五）二香分气汤

组成：香附一钱，酒炒，木香七分，研，枳壳二钱，炒，瓜蒌仁一钱五分，广皮一钱，半夏一钱，制，茯苓一钱，白芥子一钱二分，炒山楂二钱，片姜黄一钱，甘草五分，炙，引用生姜一片。

方中用二香、枳壳以行气止痛，二陈、蒌芥以化痰开结，山楂、姜黄消食破瘀，甘草、生姜暖中和胃，共奏行气血化痰消食止痛之效。

病案举例：

乾隆十四年十一月二十日

太医院左院判臣陈止敬、御医臣徐恒泰谨奏：奉旨看得扎萨克喇嘛沙隆看布，病系积气疼痛之症。由于痰凝气聚，右胁内坚硬有块牵引少腹攻痛，已经数日，饮食懒少，身酸倦软。臣等议用二香分气汤调治，谨此奏闻。

按：气为无形之物，痰食为有形之体，三者相搏结于胁下，致右胁内坚硬有块。气机不通，故少腹攻痛。饮食懒少，身酸倦软，为食积内停，饮食精微不能营养肌肉之表现。是以采取二香分气汤调治，深合病机。

除上述方剂外，宫廷还常用加味保和丸、五积散、烂积丸等，不再一一赘述。

食滞兼证的治法

清宫脉案所载之食滞兼证，较常见者为脾虚、肝郁、湿邪、血瘀外感等，治法各有特色。

（一）食滞兼脾虚

多由饮食不节，伤及脾元；或患病日久，脾胃素虚，复伤于食所致。临床常见饮食不消，脘痞便溏，肢体倦怠，脉来无力等。宫廷中常用理脾调中法、归芍异功汤治疗。

病例1：

光绪三十三年二月初三日，庄守和、张仲元请得：皇太后脉息左关稍弦，右寸关滑缓，胃气尚滞，运化较慢，谨拟理脾调中之法调理。

党参二钱　生於术一钱　广皮一钱　厚朴一钱，炙　广砂八分，研　炒神曲二钱　甘草五分　引用佛手柑六分

病例2：

乾隆十五年十二月初三日，臣陈止敬、臣王凤翔、臣李德晟谨奏：看得张晟，原系脾肺两亏，中气不足之症。饮食懒少，肚腹溏泻，有时咽干，咳嗽，形气瘦

弱。服过益气、建中、扶脾、异功等汤，饮食渐增，溏泻已止。惟形气羸瘦，饮食不为肌肤。现今服归芍异功汤及云林润身丸，以补气生肌，缓缓调治。

归芍异功汤：

人参三钱　白术一钱五分，炒　茯苓一钱　陈皮八分　当归一钱　白芍一钱五分　炒扁豆二钱　麦冬一钱　谷芽八分，炒　甘草五分，炙　引用建莲肉二钱

按：以上两脉案，例1慈禧太后为食滞较重而脾虚较轻，兼有肝郁气滞，故右关脉滑而左关脉稍弦。治疗以导滞行气为主，佐以扶脾。处方用大队之砂、曲、陈、朴，辅以参、术、甘草。并引用佛手柑，酸温平肝，芳香疏郁，恰合病机，故一剂而瘳。例2张晟因脾肺两亏，中气不足，症见羸瘦少食，故治疗重用益气健脾之参、术、苓、莲、草、扁豆，辅以养血之归芍、益脾阴生胃津之麦冬，稍佐陈皮、谷芽行气消食，缓缓调理，则诸症自痊。由此可见，食滞程度和脾虚轻重不同，治疗亦有所侧重。

（二）食滞兼肝郁

多由食滞于中，伤及脾胃，脾虚木乘；或肝郁犯胃，影响胃的受纳所致。临床常见饮食不消、胸膈痞闷、吞酸呕吐等症。宫廷中多用越鞠保和丸、调气化滞汤等治之。

病例1：

同治元年五月初八日，范绍相看得：储秀宫如意妈妈罗氏，越鞠保和丸二钱，四服，今明各二服，引用三仙饮二分煎汤送。

病例2：

光绪三十三年四月初八日，庄守和、姚宝生请得：皇太后脉息左关稍弦，右寸关缓滑，肝胃气道欠和。谨拟调胃和肝之法调理。

人参六分　生於术一钱　云苓三钱　广皮一钱　香附一钱五分，炙　霜桑叶三钱　壳砂八分，研　甘草八分　引用合欢皮三钱

病例3：

同治元年九月二十四日，钟龄看得：永和宫女子来顺，调气化滞汤，一贴。

枳壳二钱　槟榔二钱　厚朴三钱　香附三钱　焦三仙六钱　川军三钱　引用生姜三片

按：病例1虽未详述症状和脉象，但从使用方剂看来，当属食郁之病。病机由脾胃气机不畅，升降失常，致气、血、湿、食、痰、火相因郁滞，而以食郁为重，故治用越鞠保和丸（即越鞠丸加枳实、槟榔）合三仙饮以疏郁消食。病例2为脾虚肝郁，兼有食滞，故处方将益气健脾之参、术、苓、草和平肝疏郁之香附、桑叶、合欢放在主要地位，而投行气消食之广皮、壳砂佐之。病例3亦未述脉症，但从药物来看，属食滞重而气郁轻，临床当有纳少痞胀大便秘结胁痛等。故处方采取大队之三仙、川军、枳壳、槟榔、厚朴以消积导滞，散满消痞，仅投香附一味调肝疏郁。三例用药针对性强，可资借鉴。

此外，尚有光绪初年庆贵人所用之开郁丸，取木香、槟榔、枳实、砂仁以行气消滞，郁金、香附、胆星

以疏郁，也属于治疗食滞挟肝郁的方剂。

（三）食滞挟湿热

多由食入不洁之物，留积于内，致肠胃失和，水谷杂下而为泄泻，或影响气血流畅而为赤白痢疾。宫廷治法以消食导滞，清化湿热为主，常因病因证而异。方剂有正气化饮汤、加减胃苓汤等。病例如：

嘉庆十九年闰二月二十五日，傅仁宁请得：三阿哥大格格脉息弦滑，系内有痰饮，外受风凉，以致胸胁满闷，饮食懒思。今用正气化饮汤，晚服一贴调理。

藿香一钱五分　苍术一钱五分　焦曲二钱　苏梗一钱五分　厚朴一钱五分，炒　赤苓二钱　大腹皮三钱　陈皮二钱　枳壳一钱五分，炒　半夏二钱，炙　白芷一钱五分　甘草五分　引用生姜三片

嘉庆十九年六月十三日，郝进喜、王泽溥看得：三阿哥大格格脉息弦数，系暑湿痢疾之症。用药调治，诸症渐减，惟湿滞未清，腹胀口渴。今议用加减胃苓汤二贴，每晚一贴调理。 153

苍术一钱五分，土炒　厚朴二钱，炒　陈皮一钱五分　赤苓三钱　猪苓二钱　泽泻二钱　腹皮三钱　焦曲三钱　枳壳二钱，炒　焦楂三钱　六一散三钱　引用生姜皮二片

按：脉案中所述“痰饮”二字，为食滞的代称。大阿哥大格格于二月二十五日所患之病，除食滞感寒外，以药测症，当有泄泻。故方用藿香正气汤去桔梗、红枣以化湿止泻，加神曲枳壳以消导行气。六月十三日所患之病为暑湿痢疾，由内伤饮食、外受湿热疫毒之气，损及胃肠形成。湿阻气机，致令腹胀；津不上承，致令口

渴。故方用胃苓汤六一散以分消湿热之邪，加曲、楂、枳壳以消食行气。此方似缺少解毒厚肠之药，若合入香连丸，则方剂化裁更合病情。

（四）食滞挟外感

多由内伤饮食、外感时令之邪，或外邪入里，伤及胃津，胃燥不能消磨水谷所致。临床证候特点是既有伤食之里证，又有外感之表证。或表里俱热，纳少口渴便秘。宫廷脉案中，常用清瘟化饮汤、清肌导滞汤、加减柴胡汤、疏解正气汤等治之。

病例1：

咸丰×年七月二十九日，李澍名、孙奉廷请得：淳嫔脉息浮数，系内停饮滞，外受风凉之症。以致发热身痛，胸胁胀满。今议用疏解正气汤，午服一贴调治。

羌活一钱五分　防风一钱五分　藿香一钱五分　苏梗叶二钱　苍术一钱五分，炒　厚朴一钱五分，炒　陈皮一钱五分　赤苓三钱　乌药三钱　焦曲三钱　缩砂一钱五分，炒研　甘草六分，生　引生姜皮二片　灯心二子

病例2：

咸丰×年十一月初八日，李云会请得：恬嫔脉息弦滑，原系内停饮滞，外感风寒之症。服药调治，病势俱减。惟表里欠和，饮滞未净，以致寒热兼作，口渴胸满，懒言多眠。此由湿痰饮热所致，今用加减柴胡汤，午晚二贴调理。

柴胡三钱　酒芩一钱五分　半夏一钱五分，制　葛根一钱五分　焦曲三钱　山楂三钱　橘皮二钱　枳壳一钱五分，炒

瓜蒌仁三钱，研　桔梗二钱　甘草八分，生　引用生姜三片

病例3：

同治元年五月初七日，福升看得：钟粹宫女子春喜，清瘟化饮汤，一贴。

荆芥穗三钱　牛蒡子二钱，研　藿香二钱　厚朴二钱　陈皮二钱　焦三仙五钱　酒芩二钱　苍术二钱，炒　连翘二钱　赤苓块三钱，研　槟榔三钱　引用生姜三片

病例4：

同治元年十二月二十三日，王允之看得：承乾宫女子翠环，清肌导滞汤，晚服一贴。

前胡二钱　枳壳□□　瓜蒌四钱　厚朴二钱　牛蒡子三钱，研　蝉退□□　焦三仙六钱　木通三钱　酒军二钱　荆芥□□　葛根二钱　引用芦根五把

按：病例1和病例2为外感风寒，内伤饮食之症，故在消食导滞的同时，随外邪所在之经，随证治之。邪在太阳则用羌、防发表，在阳明、少阳则用葛根、柴、芩和解而收功。病例3和病例4为外受瘟邪，内伤饮食之症。瘟毒伤津，胃燥不磨，致食滞加重。故在消食导滞的同时，重用清瘟解肌之品如荆芥、葛根、牛蒡、连翘之属，胃燥者加瓜蒌大黄攻下开结，则诸症悉得迎刃而解。

(五) 食滞挟瘀血

多由正气不足，痰食与气血搏结所致。临床常见于女性，有月经不调，纳少腹胀，腹中有积块等。在宫廷的脉案中，常用调肝化痞汤、和中化饮汤、开郁消积丸、调肝逐坚丸等调治。

病例1：

光绪朝×年八月初六日，李德立请得：容常在脉息弦滑，系肝旺脾弱，饮滞郁结之症，以致胸腹胀满，痞块上冲攻痛，身肢酸麻。此由脾弱不能消化，肝气上冲所致。今用调肝化痞汤，午服一贴调理。

香附三钱，醋制　醋柴一钱五分　当归三钱　抚芎一钱五分　赭石三钱，煅　鳖甲四钱　三棱二钱，醋炒　茯苓三钱　焦三仙六钱　甘草八分　引用生姜三片

八月十三日，李德立请得：容常在脉息弦缓，症势渐减。惟脾弱不易消化，以致微有停饮郁结，胸中有时胀痛。今用调中化饮汤，午服一贴调理。

制香附三钱　厚朴三钱　小枳实三钱，炒研　赤芍三钱，炒　川郁金三钱　三棱一钱五分　元明粉一钱，冲服　酒军二钱　莪术一钱五分　桃仁三钱，研　炒栀子三钱　引用木香一钱

八月十四日，李德立请得：容常在脉息和缓，诸症俱好，正气渐复。惟素有积块，气血和平则伏，若遇气血郁结，或停食水，能动积块，旧病即发。今中气欠和，余饮稍有未净，用照原方，调中化饮汤减去三棱、酒军，午服一贴。后接服开郁消积丸，每服三钱，以缓消其积块。仍宜戒食生冷、粘腻等物，慎重避风调理。

病例2：

宣统×年五月十三日，赵文魁谨拟：端康皇贵太妃调肝逐坚丸。

生赤芍四钱　抚芎一钱　全归四钱　元胡六钱，炙　盔沉香二钱　鳖甲一两，炙　醋柴一钱　姜朴三钱　炒枳壳四钱　胆草三钱　青皮三钱

共为细面，蜜为小丸如桐子大。每进二钱，白开水送下。

按：以上两例，腹中均有坚积存在，皆采用软坚消食，行气破瘀之法治疗，说明均属饮食内伤，七情郁结，致令肝脾受损，脏腑失和，气机阻滞，瘀血内停，日久渐积而成。病例1之病情以“饮滞郁结”为主，临床上主要表现为胸腹胀满，痞块上冲攻痛，时隐时现，故治法重在调气消食，破结通下，处方投以木香、香附、三棱、莪术、三仙、大黄、芒硝。病例2之端康皇贵太妃（即光绪皇帝载湉的瑾妃）所患疾病虽未说明，但从“调肝逐坚”四字来看，知其腹中亦有癥积。由于病邪已入血分，疼痛较为显著，故用药侧重取归、芍、抚芎理血，沉香、元胡定痛，治法又为之一变。

总之，食滞疾病的兼证颇多，并不限于前述六种。清宫治法也灵活善变，方剂能细腻熨帖，恰合病机，故疗效比较满意。于此，可窥有清一代宫廷医学的水平是很高的。

（李春生）

清代内廷中人参的广泛应用

人参是家喻户晓、声誉极高的名贵药材，为五加科（Araliaceae）人参属植物人参（Panax ginseng）。产于中国、朝鲜、美国和日本等地。中国应用人参治病历史最久，但其它国家也用得不少。Siegal 近年作了统计，在美国约有五、六百万人用人参医治病痛；朝鲜的“人参茶”更是常用饮料，东南亚国家用得也很多；我国现时各类人参的制剂更多了，如人参露、人参皂、人参牙膏等；人参确实是在中外负有盛名的，或者说是誉满全球的医药品。

清代宫廷中，人参的应用也极广泛。现存之清宫医药档案中可以查得者也复不少。如乾隆朝《人参上用底簿》载“自乾隆六十二年（即嘉庆三年，乾隆为太上皇）十二月初一始”至乾隆六十四年正月初三止，皇上共进人参三百五十九次，四等人参三十七两九钱”，每日约进一钱之谱。乾隆二十五年十二月初三日也有“奏过下存三等人参五两一钱三分，又讨三等人参二斤”者；同日，更载：“皇太后陆续噙化用过人参二斤二两四钱，以上共用过人参二斤二两四钱，下存人参二两七钱三分”等。

按人参之等级划分，传统上将野山人参（吉林省产者）分为九等，一般生长十余年，二三十年乃至近百年者，以支大、浆足、体灵、芦长、枣核蒂、皮紧细、纹密深、具珍珠须者为佳，并以其分量轻重标志年代之长短，据以划分等级。一等野山人参每支重一两余至一两半以上，二等野山人参每支重一两至一两余以上，三等野山人参每支重八钱至一两，四等野山人参每支重六七钱。以上四等，目前药材市场多不供应。五等野山人参每支重约四钱余，六等野山人参每支重约二三钱，即目前市场中一等野山人参；七等野山人参每支重不及二钱，八等野山人参每支重一钱，即目前市场之小支一等野山人参；九等野山人参每支重不及一钱。足见乾隆帝及后妃等所用之四等人参实为十分高级之人参，药性当较强。

中医一向认为人参“力能补虚”。《神农本草经》把它列为“上品”，称其有“补五脏，安精神，定魂魄，止惊悸，除邪气，明目，开心益智”的作用。《吴普本草》称它为“神草”，《广雅》则称它为“地精”。人参有“致适应性”的作用，古人已注意到与之有关的现象。如宋朝苏颂《嘉祐图经本草·论人参》中就记载有这么一段话：“相传欲试二人同走（竞走），一含人参，一空口，各走三五里许，其不含人参者必大喘。含者气息自如。”中医用人参治病的方剂如独参汤或独参汤加味之用于“脱证”，参附汤之用于“亡阳”。生脉散之用于低血压和休克情况，确有一定疗效，尤其是做成静脉注射剂，使用更为方便。人参在合理配伍及应用恰当时，也可有兴奋中枢，改善免疫机能，促进造血和消化功能等作用。人参产生这些作用的有效化学成分，据研究有皂甙（saponin，达十三种以上，人参辛甙对人体有保暖作用）、挥发油（如低沸点部分的β-榄香烯，即β-elemene），高沸点部分有人参炔醇（即 panaxynol）以及人参根醚浸出物中分离出的胡萝卜甾醇（daucosterin）和蛋白合成促进因子（prostisol）等，这些都是人参调节机体功能的物质基础。

东汉许慎《说文解字》云：“人蓡出上党”。陶弘景《本草经集注》云：“人参生上党山谷及辽东”。宋·苏颂《图经本草》谓："……新罗人参俱不及上党者佳。春生苗，多于深山中背阴近椵漆下湿润处，初生者小三四寸许，一椏五叶……"《植物名实图考》则载："人参，昔以辽东、新罗所产皆不及上党，今以辽宁、吉林为贵，新罗次之；三姓、宁古塔亦试采，不甚多。以苗移植者，秧参；种子者，为子参，力皆薄。"可见古时上党所产者实为五加科人参，质甚佳，但由于时代变迁，明清时代东北人参以质地优和产量多胜于上党，取代了历史已很久远的上党人参。

在临床应用人参方面，存在有两种情况：一种是不敢用，如清代医生张璐所云"视人参为砒鸩刀刃，固执不用"，这种情况较少；另一种是滥用，几乎什么情况都用，如清代江苏吴江著名医家徐灵胎在《百种录·论人参》中指出："人参长于补虚，而短于攻疾，医家不论病之已去未去，于病久或体弱，或富贵之人，皆为用参，一则过于谨慎，一则借以塞责，而病者亦以用了为尽慈孝之道，不知病未去而用参，则非独元气不足，而病根遂固，诸药罔治，终无愈期，应当曲审病情用药。"所以，人参固能起沉疴，但对一般虚证，也不宜长期过量应用，应当根据证情和人参品种的不同，灵活应用。

清宫应用人参的经验是很丰富的，长期应用者，一般量都不太大，大约每日一钱之谱。人参之作为补益强壮药，在清宫应用很广泛；而且，还以人参配制成药，或以人参配伍当茶饮者，更是为数甚多。不仅用东北人参，也用山东人参、"高丽参"以及西洋参等多种。如光绪皇帝素体气阴两虚，常以西洋参伍用其它药剂，如其所服之保元代茶饮、益气养胃健脾代茶饮、益气和肝健脾代茶饮等，均用西洋参。乾隆及慈禧等喜服食之八仙糕及八珍糕，也均以人参为主要药物。嘉庆朝《御药房人参总档》也载华妃娘娘、董嫔和孝固伦公主及二阿哥等，均常在成药或汤剂中结合症情加用人参，可查得之资料颇多见。

我国药用人参已有几千年历史。汉元帝时黄门令史游所著之《急就章》一书的记事二十二中确有若干药名，其中“参”即人参，该书成于公元前48～前33年。西汉前期著作《流沙坠简》中之“治伤寒医方”也有以人参为首药者；《伤寒论》113方中用人参的共21方。

人参的拉丁文名为 Panax ginseng C. A. Meyer，Panax一字，出自希腊文字，为“万能药”和“总的医疗”之意。我国、日本及朝鲜民间关于人参的神话般的传说为数不少。据传，明季洪承畴兵败，为清军俘获，绝食数日，气息奄奄，因饮了皇太后博尔济吉特一小壶人参汤而顿时精神大振者；效果虽有，但似也有夸张之辞，要当根据中医传统理论辨证选用。清康熙皇帝对人参有过自己一定的认识，如康熙五十一年（1712）夏，江宁织造曹寅（《红楼梦》作者曹雪芹的祖父）患疟疾，卧病扬州，康熙以“驿马星夜赶去”，赐以金鸡纳，并谕旨此病与服人参有关，不可再服。实际上，不适当地应用人参，是可以造成“人参滥用综合征”，及“助火”、“作饱”、“表邪滞留”等问题的，值得留意。

关于人参的煮晒制备，清太祖努尔哈赤有一定创见。由于当时东北采挖人参量甚大，在潮湿气候下易腐坏，《太祖高皇帝实录》卷三载：“初，国人恐朽败，急售，鲜所得利，上（太祖努尔哈赤）教以制法，令熟而干之，可以经久，不急售。”闻性真同志介绍称所指的“煮熟晒干”系指“用开水烫过再晒干”，很实际，与早先李时珍在《本草纲目》卷十二“人参”中所指的“汤参”，当是完全不同。

西洋参，又称花旗参，为美洲人参，清·赵学敏《本草纲目拾遗》于论述东洋参（日本产）的同时，也详细介绍了西洋参的功用，形态与人参相似，不同者为其总花梗与叶柄长度几相等，具补肺阴、清火生津功效，药性较东北人参缓和，尤适用于阴虚火旺者；清季内廷皇帝后妃很快引进使用。

（陈可冀）

延缓衰老的清宫寿桃丸

清宫寿桃丸又名蟠桃丸，具有补肾生精、益元强壮的作用，是清代乾隆朝内廷喜用的方剂之一。

清高宗乾隆皇帝，讳弘历，终年八十九岁。乾隆皇帝长寿之因素是多方面的，但从清宫医案和医方的角度观察，似不能忽略有关长寿医方之作用，而寿桃丸则是其中的一个出类拔萃的延缓衰老方剂。

清宫寿桃丸由益智仁、大生地、枸杞子、胡桃档、天门冬等十余种药物组成，其中益智仁、胡桃档善补命门阳气，生地黄、天门冬善滋肾中真阴；枸杞子则阴阳并补，胡桃档能固肾涩精；诸药相辅，又具培养五脏之力。这些药物大多属于传统的补益类延缓衰老药物，方药组合颇为平和，擅长于补肾益元，滋阴助阳。现代医学研究证实，上述药物有补血、降血糖、降血压、抗脂肪肝、调节胆固醇在体内的合成、氧化和排泄等作用，因此对衰老所致的代谢失调和内环境改变，产生一定调节作用，故适于老人服用。

中医研究院西苑医院老年医学及清宫医案研究室与天津达仁堂制药厂合作，按传统工艺，制出了清宫寿桃丸。并自1982年5月至1984年11月，应用该方治疗具有明显肾虚衰老症状的老年前期和老年期病人303例，对照药物是国际医界公认的具有较强抗氧化活性和延缓衰老作用的维生素E。在临床观察的同时，还进行了实验室研究。结果表明，服用清宫寿桃丸后，患者的衰老程度有所减轻，衰老症状如疲倦、头晕、耳鸣、流泪、膝酸、夜尿多、尿有余沥等均有所改善，近期疗效较维生素E为佳。它可使体内抗氧化活性增强，性激素和一部分微量元素如锌、铜、钠的失衡得到调整，瞬时记忆力和记忆广度等智能指标得到改善，肺活量增大，推测肺脏弹性回缩力得到恢复。此药对心、肝、肾实质脏器无损害现象，其水煎液的腹腔给药半数致死量是11.48±2.06克/公斤，灌胃给药半数致死量大于34

克/公斤，分别为人常用量的72倍和212倍，故毒性很低，临床应用安全。此研究结果还表明，0.5%寿桃粉对老年鹌鹑延长生存期的作用和维生素E相似，生存曲线较空白对照组明显右移。雄性鹌鹑半数死亡时间为133天，较空白对照组延长72天。基于上述研究，推测清宫寿桃丸的延缓衰老作用，可能是通过调理肾阴肾阳、调整机体内环境的平衡、对抗衰老自由基、改善智能等，对体内多脏器、多功能系统进行综合性调节的结果。

服清宫寿桃丸后，老年患者临床衰老及疾病症状好转，疲劳感显著减轻，身体松快，精神振奋，增加了身体的活力。一位患慢性前列腺炎的男性病人，62岁，服药七天后疲倦消失，食欲增加，夜尿由每晚5次减少到1次，有时夜间睡眠还不排小便。服药两个月，体重增加3斤。一位59岁的女性患者，眼睛过早昏花，手背和足跟皮肤皲裂。服寿桃丸后，夜间在灯下可以看小字，皮肤变润，皲裂也自然痊愈。又有一例68岁的女性病人，原患高血压、冠心病，经常发作心绞痛，用寿桃丸每天两次，每次8克，服药5天后，血压渐渐由180/110mmHg降至140/90mmHg，心绞痛未再发作，同时眩晕耳鸣明显减轻，腰腿痛减轻，体力增加，脱发减少，自觉效果良好，请求继续服药。还有两位分别患哮喘和高血压心脏病的老年人，连续数年冬季发病住院，服寿桃丸后，在冬季竟能自然控制发作，使老人对此感奋异常。

（李春生）

清宫八仙糕对老年人的强壮健脾效用

糕，又称为“饎”，是中国传统食品之一。它的外形大多呈块状，用米粉、麦粉或豆粉加糖和其它辅料制成，吃起来松软适口，很受老弱长幼的欢迎。每逢佳节来临，人们穿上鲜艳的服装，在灯红彩绿和爆竹喧闹声中，喜气盈盈地带着年糕、蛋糕、绿豆糕等相互馈送，以表示祝贺，自古已习为常事。由此推知，清宫八仙糕是从民间传入宫廷的一种疗效食品。

据古医书记载，八仙糕创制于明代，其方首见于陈实功《外科正宗》，系陈氏之家传秘方。治疗脾胃虚弱，食少体倦，易吐易泻，有良好效果。把该药制成条糕，每日清晨服数条，百日后渐觉体健。久服则培养脾胃，壮助元阳，轻身耐老，“妙难尽述”。清代乾隆四十年左右，太医院的御医将陈氏八仙糕增减药味，调整分量，制成清廷特有的糕剂，呈送皇帝服用，从而得到乾隆赞赏。由清宫脉案及《用药底簿》获悉，乾隆皇帝一直到八十余岁时，尤常服之。清宫配方档上评价此药说：“八仙糕不寒不热，平和温补之方，扶养脾胃为主，屡有奇效。”加上它色、香、味俱胜，类似点心小食，既可治病，又可健身，因此，清宫中历朝，上起八个皇帝后妃，下至诸班宫女太监，老幼竞相服食，视为补益增寿灵丹。

慈禧皇太后叶赫那拉氏（又称西太后）也是清宫八仙糕的信徒。她垂帘听政多年，出入于政治上勾心斗角、生活上挥霍无度的官场，终日与厚味肥甘为伍，尤喜进肥鸭等品，致使脾胃过早受伤，中年即患泄泻。据脉案载述，光绪元年，西太后年方四十，便诊有“心脾不足”之证。至光绪六年，清宫现存她的脉案上，屡见“饮食运化不利，大便微溏而粘”，“胃口不旺”，“心脾久弱”等。光绪六年九月十三日，太医李德立主拟八仙糕进服，西太后服用后，效验显著，至晚年仍未间断。西太后七十岁时，体态容貌若五十许人，除重视美容外，或由得助于八仙糕吧！

为了使这份珍馐能够服务于国内人民和国外朋友，中医研究院西苑医院老年医学及清宫医案研究室等单位，经过两年多的共同努力，终于将清宫八仙糕研制成功，并得以通过有关专家的技术鉴定，展现在大家面前。

新制成的清宫八仙糕为橘黄色粉末，带有糕点特有的浓郁的食品芳香。冲开尝之，绝类市售麦乳精的味道。每10克一袋，用精致的乳白色无毒塑料薄纸包装。每10袋盛在一个密封的长方形盒子内。盒子呈正黄色，上面有一条两眼勃然凝视天空舞爪欲飞的金龙。

清宫八仙糕由人参、茯苓、莲子、苡仁、山药等八种药物经特殊加工制成。方中人参甘苦微温，大补元气，健脾养胃；苡仁、茯苓之类，益脾阳而利肠，渗湿邪以消肿；山药、莲子之属，养脾阴而止泻，固肾气以涩精；参、苓、莲子又具宁心安神作用，苡仁、山药及其它药物尚有甘淡培脾效能。诸药配伍，药性中和，无偏寒偏热之弊，对于脾胃虚弱，心肾不足之症，更为相宜。特别是配方中的人参，为中国古代著名的延缓衰老药物。现代药理研究和临床研究证实，它的提取物可增强心肌的收缩机能，增强免疫活性细胞的机能，增强机体对各种有害刺激的防御能力，调整高级神经系统的活动，并影响神经-垂体-肾上腺皮质系统和垂体-性腺系统，对抗应激的作用，对抗疲劳，改善神经活动过程的灵活性，改善睡眠和情绪，延长雌性小鼠的寿命，延长受伤动物的存活时间，调节病理过程，使之趋于正常。正因为它具有优良的补益效能，所以清宫中皇帝、后妃等几乎无人不用人参，而且用量也稍大。

为了证实清宫八仙糕疗效的可靠性，西苑医院老年医学及清宫医案研究室与消化系统疾病研究室合作，对其进行临床验证。自1982年3月至1983年9月，观察了310例脾虚患者（包括老年人、有消化系统疾病的成年人和学童），随机分为治疗、对照两组。治疗组166例，服用清宫八仙糕，每次10克，一日3次，4周为一疗程。对照组144例，服用胰酶、酵母和维生素B_6配制的粉剂，用量、用法和疗程与治疗组相同。治疗前后详细询问和记录脾虚见证如纳呆、腹胀、便溏、气短、乏力等，于老人加记头晕、耳鸣、腰酸、畏冷等衰老见症，并测定反映小肠吸收功能水平的血清胡萝卜素浓度和尿D-木糖排泄率。疗程结束后，治疗组之脾虚见证积分值及其老年人衰老见证积分值，较对照组下降显著，经统计学处理，两者之间存在明显差异，表明清宫八仙糕疗效优于对照组。另外，八仙糕还能提高尿D-木糖排泄率和血清胡萝卜素的浓度，提示它的健脾养胃作用与增强小肠吸收功能有关。消化系疾病研究室和中心实验室的动物实验研究证明，清宫八仙糕对动物脾虚证模型有较好的康复作用。因大黄致虚而发生的小鼠十二指肠粘膜上皮细胞破损，服用八仙糕后在电子显微镜下即可观察到修复现象，有的相当完好。说明清宫八仙糕对消化器官疾病的复健作用，是令人满意的。

服过清宫八仙糕的病人反映，应用这种药物之后，饮食增加，睡眠增多，腹胀减轻，大便很快趋向正常，疲劳之感显著好转。原来骨瘦如柴的人，服药后体重和腹围均有所增加。尤其令人感到意外兴奋的是，有13例病人，服药前存在不同程度的头发花白或脱发，服药不久，神奇的事情发生了：有的突然察觉两鬓斑斑的白发变得乌黑，有的为头顶长出青丝而惊叫起来。这种改善衰老症状的效果，与老年鹌鹑寿命试验之生存曲线较空白对照组明显右移相一致。

为了保证用药安全，对于服药病人，我们在治疗前后做了血常规、肝功能、血清尿素氮水平等检查，结果未发现清宫八仙糕损害人体的迹象。清宫八仙糕的急性毒性实验结果也表明，这种药物的毒性极低，临床应用是安全的。

一般地说，成人每次服1袋，一日三次，空心时开水冲服，小儿用量减半。八仙糕的特长在于得病能治疗，无病能预防。如果能够长期坚持适当服用，必将增进健康。

（李春生）

清宫治疗脾胃病运用《局方》方剂琐谈

清代宫廷之中，皇家养尊处优，恣食膏粱厚味，兼以饮食习惯关系，患脾胃病者多。在清宫医案中，有关御医治疗皇帝后妃、宫女太监等所患脾胃病之记载甚多，其辨证灵活，用方贴切，经验较丰，足资借鉴。其中选用《太平惠民和剂局方》（简称《局方》）方剂治疗脾胃病者为数不少，颇具特点。兹以最常用之平胃散、二陈汤、四君子汤为代表，略作归纳介绍。

宫中之患脾胃病者，大抵以湿饮停滞、伤及脾胃，以及素体亏损，脾胃虚弱所致者多。其治疗，凡湿邪外侵，饮浊留滞者，常以平胃散为主方化裁；凡湿邪内蕴，饮浊留滞者，常以二陈汤为主方化裁；凡素体亏损，脾胃虚弱者，则多以四君子汤为主加减。并且，各按其兼证多寡之不同，临床运用每有变化。

平 胃 散

平胃散，《局方》谓："治脾胃不和，不思饮食，心腹胁肋胀满刺痛，口苦无味，胸满短气，呕哕恶心，嗳气吞酸，面色萎黄，肌体瘦弱，怠惰嗜卧，体重节痛，常多自利。或发霍乱及五噎八痞，膈气反胃，并宜服。”该书又称：“常服可调气暖胃，化宿食，消痰饮，辟风寒冷湿四时非常之气。”方药组成：苍术（去粗皮，米泔浸二日，焙干，五斤，炒），厚朴（去粗皮，姜汁制，炒香）、陈皮（去白）各三斤二两，甘草（炒）三十两。上为细末，每服二钱。以水一盏，入生姜二片，干枣两枚，同煎至七分，去姜、枣，带热服，空腹服。近代用法：酌减药量，作汤剂，水煎服。方中苍术健脾燥湿，厚朴除湿消满，陈皮理气化滞，甘草、姜、枣调和脾胃。诸药以苍术为君，厚朴、陈皮为佐，炙甘草为使，共臻运脾燥湿之妙。

宫中治疗脾胃病运用此方大旨在于祛湿行滞。多用于外湿引起之饮浊留滞，并据其挟寒、挟暑、挟风等所致证候之不同而有加减变化。

（一）寒湿困脾

寒为阴邪，易伤阳气，湿亦阴邪，其性浊腻。寒则易损脾之阳气，湿则易碍脾之运化，故多见恶寒发热，胸腹满闷，纳呆欲呕，便溏下利诸症。宫中治疗，常以平胃散为主合五苓散，并酌加藿香、香薷、羌活、独活、防风之属。按：五苓散方中，茯苓、猪苓淡渗利湿，泽泻佐之，白术健脾燥湿，桂枝化湿利水。本方《伤寒论》用之治疗太阳表证未解，内传足太阳膀胱之腑，致气化不利，水蓄而成之太阳经腑两病。平胃散以此方配之，则非但可增除湿之力，亦能加强健脾之功。

另有藿香，和中除湿，用之既能和中，又可化湿，治疗寒湿困脾，当不可少。选用羌活、独活入方者，在于两药辛温祛风通络，用之取风能胜湿之意，俾湿除则脾不受困，自然安和。可见宫中用上述诸药，深合病情，故每多收效。例如，嘉庆朝三阿哥脉案：

八月二十一日，商景蔚、舒岱、孙奉廷请得三阿哥脉息弦滑。原系寒湿腹痛之症，用药调治，腹痛已止，泄泻渐减。惟余湿未净，今议用香砂胃苓汤晚服一贴调理。

苍术一钱五分　白术炒，一钱五分　木香八分　砂仁二钱　茯苓四钱　半夏炙，三钱　橘皮三钱　焦曲三钱　厚朴二钱　桂枝一钱　泽泻二钱　甘草八分　引用生姜二钱

此案原属内有饮滞，复感寒邪，曾以胃苓汤加羌活、独活为治，证缓改易此方。此方仍以胃苓汤为基础，略有变化。是方之运用，既能健脾除湿，又可温中化湿。凡用治寒湿困脾为患者咸宜。

（二）暑湿伤脾

暑为阳邪，主升主散，乃夏天主气，火热之气所化。暑热易于蒸动湿气，故常出现湿浊阻滞气机证候，暑热侵入，腠理开而多汗，常伤津耗气，最易刑金伤肺，亦有肺热证候。凡暑湿相兼，湿浊阻滞，因其所伤部位不同，表现不一，一般多见脘腹胀闷，汗多咳嗽，下利便溏诸症。

宫中治疗暑湿伤脾所致之泄泻下利，多以平胃散为主，或合香连丸，或合小承气汤等为治，选药如木香、

黄连、大黄、芒硝、枳实、茯苓、神曲之类。香连丸载于《兵部手集方》，方中黄连苦寒，燥湿清热，可除心脾之火。木香辛温，行气和脾，且通三焦，可使气行而滞亦去。此方之施，属于热因寒用。小承气汤主治阳明腑证，具峻下热结之功效。方中枳实、厚朴可去上焦之痞满，大黄清胃中之实热。宫中于暑湿伤脾，湿滞蕴热结于肠胃而致痢疾者，常以此方配用平胃散，亦通因通用之意。据宫中脉案，大凡湿热结于肠胃重者，常以平胃散或香连、小承气汤联合使用；若其病轻者，则平胃散或合香连、或合小承气汤，分别选用。例如，嘉庆朝二阿哥脉案：

八月初一日，张自与、王文彬请得二阿哥脉息沉数。系暑滞凝结痢疾之症。以致腹痛重坠，下痢赤白。用药调治，腹痛渐止，下痢稍减。惟身软食少，今用香连胃苓汤午晚二贴调理。

木香八分，煨　姜连一钱　酒军一钱　枳实一钱　槲片一钱五分　神曲三钱，炒　山楂三钱　苍术二钱，炒　厚朴一钱五分，炒　陈皮二钱　赤苓三钱　猪苓二钱　泽泻二钱　木通三钱　甘草五分，生　引用灯心一子

此案治疗以平胃、香连、小承气合方，并伍五苓散意，共臻健脾燥湿，清热涤肠利水之效。次日脉案有：“腹痛重坠已止，下痢次数亦减”等记载，则原方去五苓继进，终以平胃散合健脾之品收功。另如光绪朝乾清宫总管张进忠，亦患暑痢之证，则御医商景蔚以香连平胃散治疗，亦获显效。该案之所以未用小承气汤者，乃

在于其痢疾之发，有寒热挟杂之象，故仅用香连燥湿行气兼以清热，而不用小承气汤峻泻实热、涤肠通腑之品。

（三）湿滞挟风犯胃

宫中治疗湿滞挟风犯胃者，亦多以平胃散为主方，合以荆芥、防风、葛根、香薷、藿香之类辛散祛风和胃之品。荆防之属，辛温发散，解表祛风，用之一则可祛在表之风邪，二则因"风能胜湿"而除中州之湿滞。葛根发散升阳，香薷祛暑湿，升阳气，两药均可散湿浊阴邪，以益脾胃；藿香和胃止呕，芳香化湿，对于湿阻中焦，胃气失降者咸有效果。例如光绪十年皇上脉案：

十月二十六日，李德昌请得皇上脉息左部浮弦，右关滑大，系停蓄饮滞，脾胃不和，外感风凉之症。以致头痛眩晕，身肢疲倦，胸满嘈杂，呕吐水饮，今用疏解化饮汤一贴调理：

荆芥一钱　薄荷六分　藿香一钱五分　防风一钱五分　橘皮一钱五分　半夏二钱　茅术二钱，炒　姜朴一钱　甘菊一钱五分　建曲二钱　广砂六分　引用生姜三片

此案即以平胃散为主合以辛散祛风之品为治。据次日脉案，已告病势渐好，夜寐安适。遂减祛风之品，以平胃合砂仁、谷芽之属善后。

二　陈　汤

湿邪内蕴，饮浊留滞，则用二陈汤。皇家位尊体

贵，讲究享受，多食肥甘厚味，因而致使湿从内生，加以饮食习惯以炙煿、生冷为多，易于伤及脾胃。且宫中之人或缘邀幸取宠，或因深宫幽怨，以致情志不畅，肝气郁结，克制脾土；忧思过度，更易伤脾，则脾胃因之而病。总之，凡湿浊困脾、生冷伤脾或肝郁克脾等均可引起脾胃损伤，并因之导致运化失常、津液不得敷布，湿浊内蕴，遂成泄泻、痢疾、胃痛、纳呆诸症。宫中治疗，颇多用二陈汤为主化裁为治。

二陈汤原方组成为：半夏（汤洗十次）、橘红各五两，白茯苓三两，甘草（炙）二两半，为粗末，每服四钱，用水一盏，生姜七片，乌梅一个，同煎六分，去渣热服，不拘时候。近代用法：酌减用量，去乌梅作汤剂，水煎服。《太平惠民和剂局方》载："治痰饮为患，或呕吐恶心，或头眩心悸，或中脘不快，或发为寒热，或因食生冷，脾胃不和。"方中半夏辛温，可燥湿化痰，和中止呕，是为主药；橘红理气化痰，俾气机得畅则痰化湿除，茯苓健脾利湿，脾健可复运化之功，湿利自无困脾之虑，二药为佐；甘草和中补脾，冀脾健而湿痰得消。故本方具燥湿化痰，理气和中之功效。

宫中运用此方治疗脾胃病，大抵在于燥湿和中，多用于因脾失健运，湿浊内蕴而为病者。临证又据其湿浊困脾和肝郁克脾之不同，相应配伍用药。

（一）湿浊困脾

脾恶湿。宫中之人，喜进膏粱厚味，易于生湿聚浊，困于脾土，则失其健运之职，更致湿邪之留滞。常现有呕吐恶心，脘胀不适，泄泻下利诸见证。凡此，宫中辄投以二陈汤加健脾行气之品，如神曲、麦芽、白术、厚朴、枳壳之属，每多收效。按神曲、麦芽、白术功能健脾和胃，是扶其本元，厚朴、枳壳等药，可理气和中，是求气机通利，升降调和，则湿浊因通利而除，自无困脾之弊，诸药配合二陈，共达燥湿健脾之效，诸症可平。例如，乾隆四十七年三月初十日，御医丁进忠治循嫔湿浊内蕴、脾胃失和之病，施用和胃化饮汤："茯苓二钱，苍术一钱五分，陈皮一钱五分，半夏一钱五分（制），厚朴一钱五分，神曲二钱（炒），麦芽一钱五分（炒），黄连五分（姜炒），枳壳一钱五分，苏梗一钱五分，竹茹一钱五分，甘草五分，引用生姜二片，红枣肉二枚，二贴，每晚服。"此方即以二陈汤为主方，合平胃散以助健脾除湿之功，并伍以健脾之品而成。方中既有行气燥湿之品，又有健脾和中之药，仅投两剂，便收功效，旋以加味保和丸善后调理收功。又如乾隆二十年十二月二十七日，定贵人脉案："脉息滑缓，系胃有湿饮之症。"御医庞景云治以加味二陈汤："陈皮一钱，半夏一钱五分，块苓三钱，白术二钱（土炒），薏米三钱（炒），莲肉三钱，焦曲一钱五分，麦芽一钱五分，厚朴一钱（炙），甘草八分（炙），引用生姜二片，枣肉三枚。"次日脉案有"用药调治，症势渐减"等语，可见此方已初见效果。显然宫中用二陈汤为主治疗湿浊困脾时，合用健脾、行气之药具有一定疗效，亦深合中医之理法。

（二）肝郁克脾

肝为刚脏，体阴而用阳，藏血而主疏泄。脾胃之升降与肝气的疏泄关系密切。若因情志抑郁，致肝失疏泄，则可影响脾胃之升降，遂湿浊阻滞中州，出现胁脘疼痛、呕吐呃逆、腹满便溏等症。宫中多以二陈汤为主方，酌加香附、青皮、柴胡、木香之类疏肝行气之品治疗。按：香附以疏理肝气郁滞见长，适用于因情志为患而致之肝脾不和，《本草纲目》谓其“利三焦，解六郁”，故用之，旨在疏理肝气。青皮辛散苦降温通，能疏肝行气而止痛，与香附等药为伍可治肝气不疏。柴胡功可疏肝解郁，木香则可行气止痛。《本草衍义补遗》亦谓：“行肝经气。”总之，以上诸药配佐二陈是为加强疏理肝气之作用，以冀达燥湿和中，疏肝理脾之效，俾肝得疏泄，脾得运化，升降和调，湿浊得除而诸症可愈。例如嘉庆二十四年正月二十日，二阿哥脉案：

二十日，陈昌龄、郝进喜请得二阿哥福晋脉息虚缓。系肝胃不和，气滞受凉之症。用药以来，诸症渐缓，惟气分尚软，脾胃不和，今议用缓肝理气饮晚服一贴调理：

橘红一钱五分　半夏一钱五分，制　茯苓三钱　香附二钱，炙　桔梗一钱五分　枳壳一钱五分，炒　厚朴一钱五分，炒　神曲二钱　焦谷芽二钱，炒　青皮一钱，炒　醋芍一钱五分　甘草五分，生

引用竹茹二钱　荷梗六寸

此方乃以二陈汤加疏肝理气之药为主方，另合健脾

之品以助其势。次日脉案见有“里滞已行”之记载，可见已收效。另如乾隆四十八年二月十七日，惇妃脉案：“脉息弦缓，系肝脾欠和，时有胸闷腹胀，两胁不舒，少寐之症。”御医则以逍遥二陈汤为治：“柴胡一钱，白芍一钱，茯苓二钱，白术一钱（土炒），归身一钱，炒栀一钱五分，丹皮一钱，陈皮一钱五分，半夏曲一钱五分，香附一钱五分，苏梗一钱，神曲一钱五分，甘草五分，引生姜一片，荷蒂一枚，一贴。”并佐进和肝理脾丸（即此方化裁配制为丸），甫进四剂诸症缓解，改以保和丸善后。可见宫中治疗脾胃病属肝脾不和者，用二陈汤加用疏肝理气之品亦有效验。

四君子汤

素体亏损，脾胃虚弱，则用四君子汤。皇家之人，居于深宫，懒于锻炼，体质素弱。先天有其不足，后天更多亏损；生活失其规律，饮食失其节制；兼以明争暗斗，费尽心机，则致脏腑功能失调；尤其脾胃虚弱者多，常出现纳呆身倦，脘胀不适，气短乏力诸症。凡遇此，宫中多侧重治脾，以四君子汤为主化裁为治。

四君子汤，《局方》谓：“治荣卫气虚，脏腑怯弱，心腹胀满，全不思食，肠鸣泄泻，呕哕吐逆，大宜服之。”其方组成是：人参（去芦）、甘草（炙）、茯苓（去皮）、白术各等分。服法：为细末，每服二钱，水一盏，煎至七分，通口服，不拘时，入盐少许。现代多做汤剂，水煎服用。方中人参甘温，补中益气，健脾养胃，是为主药；白术苦温，健脾燥湿，助益运化；茯苓淡渗利湿，两药为辅；炙草甘温益气，补中和胃为使。诸药合用，共臻补中益气，健脾养胃之功效。

宫中运用四君子汤，主要在于补脾和胃，常用于体弱或脏腑亏损而出现之脾虚（气、阴）病人。

（一）脾气虚

凡素体亏损，或病久耗伤脾胃之气，均可致脾气虚，进而导致升清降浊失权，而出现纳呆、乏力、腹胀腹泻等证。凡此，宫中多用四君子汤加味治疗。四君子汤本为健脾益气之方，但尚嫌力弱，每以六君（加陈皮、半夏）合黄芪、桂枝、大枣，且人参、党参同用以增其效。如光绪三十二年六月十三日慈禧皇太后脉案：

“太后脉息右关缓而有神，中气渐复，脾经尚有湿气，谨拟健脾化湿之品调理：人参八分，党参三钱，生於术二钱，生黄芪一钱五分，生茅术一钱五分，桂枝八分，生甘草五分，引用广陈皮一钱五分。”方中以茅术易茯苓是为增其燥湿之功。据脉案得知，慈禧之病在光绪三十二年主要是腹胀腹泻，因其喜食肥甘，兼以政事多乖而不称心，且年逾古稀，脾胃虚弱明显，故服用四君子汤时间较长。至九月十六日，脉案中有“脾胃渐和”等语，其方为：人参一钱，党参二钱，於术二钱，茯苓三钱，广皮八分，桂枝一钱，盐广砂八分（研），炙草八分，引用生姜二片，枣肉三个。后方中去黄芪加茯苓意在增强健脾渗湿之效，大枣亦有益气健脾之功。尤妙者用桂枝，是药有温经通脉，化气通阳之作用。脾气不足，湿浊停滞，以桂枝入方，一则可助补脾气之力，二则亦可增通阳利湿之功。

(二) 脾阴虚

凡脾胃虚弱、纳食不足，不能生化精微，阴液来源告竭；或火邪炽盛，灼伤脾胃之阴，均可出现口干舌燥，不思饮食，大便燥结，舌苔少津，甚则呕逆等阴虚见证。一般治疗，每用养阴和胃之法。而宫中遇此，常以四君子汤为主方合用白芍、石斛、苡米、扁豆、生谷芽等药为治，火甚热炽者加羚羊角之类。阴虚甚者，易人参为沙参。如光绪三十四年六月二十三日皇上脉案："皇上两尺软弱如前，左右部脉象有增无减，关较甚，且兼滑。阴分郁热未平，气分又不调达。胃属阳土，主降；脾属阴土，主升。升降不调，则清浊混淆。或因停滞郁湿，阻遏气道，所以纳食少化，嗳酸并作，大便溏稀，次数较多。所以诸症未减，耳窍鸣响，且头晕艰寐，腰俞无力；且胯酸体倦。谨拟益气和阴，参以化湿运滞：潞党参一钱（元米炒），野於术一钱五分，白茯苓三钱，西砂仁四分，金石斛三钱，引用红枣三枚，桑枝三钱。"此案治疗，系以四君为主，加陈皮、砂仁开胃健脾，白芍敛阴，石斛滋养胃阴，余药亦多宗健脾养阴立意。若遇有热盛铄阴而致脾阴不足，亦常于养胃阴之中，伍以羚羊角。例如，光绪三十四年三月二十五日之慈禧脉案："皇太后脉息左关沉弦，右寸关沉滑。肝脾欠和，消化较慢，食后嘈杂，眼目不爽。谨以理脾和肝之法调理：党参八分，焦於术六分，茯苓一钱五分，甘草五分，炒谷芽三钱，引用羚羊五分。”此方即四君子汤加谷芽养胃，用羚羊角清肝火以护阴。据宫中脉案载，御医治疗以四君子汤与羚羊角合用者颇多，自是宫中特色。

（周文泉）

清宫中常用的健脾医方

清宫帝后妃嫔，生活在豪华的内廷之中，养尊处优，四体不勤，致体质羸弱者多。平日所食，均为山珍海味，不易消化吸收；加以政治上的权力之争，常引起思虑伤脾。所以临床上脾虚之证比较多见。兹分门别类对健脾医方，略加阐发。

益脾保健医方

（一）健脾蒸糕

由生黑豆、白扁豆、茯苓、怀山药等多味药组成。共研极细面，加白糖拌匀，蒸糕，每清晨进数块。方中用扁豆茯苓等补脾阳，怀山药等滋脾阴，生黑豆等滋阴养血、明目益精，适于老年脾虚兼有肾精不足，证见食欲不振，腹胀便溏，头晕眼花者。清宫光绪十八年正月，寿康宫皇贵太妃曾服此方，收良好效果；由于该方颇类食疗方，长久应用无不良反应。

（二）四君子汤

四君子汤由人参、白术（土炒）、茯苓各二钱，甘草一钱，姜三片，枣二枚组成，水煎服，或制丸药。方中人参甘温，大补元气，白术苦温，燥脾补气；茯苓甘淡，宁心化饮；甘草甘平，和中益脾。方中人参具有适应原样作用，并能增强机体免疫力，调节循环、神经、内分泌和代谢机能；白术、茯苓能降低血糖和血脂，增加肠蠕动，甘草能改善消化系统功能，动物实验表明它与白术茯苓同用，可抑制肿瘤的生长。辅以、姜枣调营养胃，对于老年人和体衰者，有增强机体内外环境的协调能力，增强机体消化系统的功能，抑制细胞突变等作用。临床用于脾气虚弱，土不生金，饮食减少，面黄肌瘦，脉来细软者，做丸常服，易收延寿健身效果。本方加陈皮理气散逆，名曰异功汤，宫廷用于四君子汤证兼见腹胀者。

光绪三十三至三十四年，慈禧太后 73～74 岁时，脾元湿滞，胃气欠畅，身肢力软，消化较慢，大便欠调，胃中有时嘈杂，御医张仲元、李德源、戴家瑜等，常用四君、异功二方加薏仁、扁豆、扁豆花、神曲、合欢皮等调理，取得一定效果。

（三）参苓白术丸和资生丸

参苓白术丸由人参、白术、茯苓、甘草（炙）、山药、扁豆、薏仁、莲肉、陈皮、砂仁、桔梗、红枣组成。以理脾祛湿为主，调气行滞为佐，用于治疗老人或久病脾胃虚弱，饮食不消，或吐或泻，有较好效果。此丸有病能治，无病能防，于体多益而少弊，实属益脾健身之良剂。缪仲淳资生丸在此基础上，加芡实、焦楂、神曲、麦芽、橘红、白蔻、黄连、藿香、泽泻，以理气调中，清胃除湿，起到补中有调的作用。明代太医王肯堂曾用此方治其父脾胃病，饮食增加，年近九十而终。清代宫廷中此二方亦较常用。

（四）八珍糕

八珍糕由茯苓、莲子、扁豆、薏仁、藕粉等八种药物组成，共为极细面，加白糖，兑之为糕。此方为明·陈实功《外科正宗》八珍糕、明·吴旻《扶寿精方》秘传二仙糕加减而成。原治小儿肠胃薄弱，消化不良，食少腹胀，面黄肌瘦，脾虚便溏泄泻等证，有健脾养胃、益气和中功效。此药香甜可口，而少药气，饥时可以食用，又可疗疾。用于成人，亦一妙法。本方在清代宫廷颇为喜用，据乾隆朝脉案载，自五十二年十二月初九日至五十三年十二月初三日，将近一年时间里，“用八珍糕九次”。是时，乾隆皇帝年78岁。光绪六年九月十三日，御医李德立也曾为慈禧太后拟服过八珍糕。是时，慈禧太后年46岁。说明本方用于老年前期和老年期，亦是健脾强身的有效方剂。

健脾疗疾医方

（一）加味异功汤

加味异功汤由人参三钱、白术二钱（土炒）、陈皮一钱、茯苓二钱、炮姜八分、附子一钱（制）、甘草六分（炙）组成，不用引，水煎服。方中参、术、苓、草、陈为异功汤，能健脾益气和中化湿。附子、炮姜、炙草为四逆汤，功专伸发阳气驱散寒邪。两方合用，侧重健脾气，稍佐扶脾阳，对于脾虚重而受寒轻者，较为合拍。乾隆十八年十一月十六日，院使刘裕铎看得大学士张廷玉，系心脾虚弱，胃经微受风寒，以致腹胁作胀，夜间少寐，时或头晕心跳，拟此方调治而痊。

（二）附子理中丸

附子理中丸由白术二两，人参、干姜（炮）、甘草（炙）各一两组成。方中重用白术健脾燥湿为主，佐以人参补气益脾，炮姜温胃散寒，甘草和中补土，共奏温补中州之效。此方在清代脉案中较为常用，治疗中寒自利不渴，作呕腹痛，脉沉无力，投之辄能收功。

（三）六均汤

六均汤由玉竹三钱、白术二钱（土炒）、茯苓一钱五分、陈皮一钱、半夏一钱五分（制）、甘草八分（炙）组成。引煨姜二片，水煎服。方中苓、术、陈、夏、草，皆系健脾阳化痰湿之剂。重用玉竹一味，补益气血，润燥生津，滋养胃液，共奏健脾滋胃之功。中医认为，脾恶湿而胃恶燥，六均汤治疗二脏腑之疾病，可谓良方。乾隆朝十三年御医王凤翔看刑部尚书阿克敦，脉息平和，惟口角微㖞，此年老气血不充所致，拟早用归芍地黄丸、晚用六均汤缓缓调理。按：口角微㖞为阳明经脉受风邪所袭，气血不畅，经筋无所滋养，而生挛急。故用玉竹补气血，滋胃燥，散外风，舒筋脉，颇为合宜。脉案虽未言脾胃症状，但以药测症，当有纳运呆滞、口干痰多等症。

（四）补中益气汤

补中益气汤由生黄芪一钱五分、人参一钱、广陈皮四分、归身五分、生於术五分、升麻二分、柴胡二分、炙草一钱组成。引用黄柏五分，水煎服。方用黄芪甘温益气升阳，辅以参、草、术、陈益气健脾，补中有行，佐当归补血，升、柴升清，共同起到补中固卫、益气升阳作用。更用黄柏以降阴火，可使阴火祛而元气得扶。李东垣曾以此方治疗脾气不足所致的身热有汗，头痛恶寒，渴喜热饮，少气懒言，脉虽洪大、按之虚软，右脉尤甚之证，取得显著效果。清光绪三十三年五月初四日，御医姚宝生曾请得慈禧皇太后脉息左关稍弦，右寸关滑缓，脾经有湿，中气稍欠充畅，谨拟此法调理，连服五剂，疗效较为满意。

（五）理脾化湿汤

理脾化湿汤由生於术二钱五分、党参一钱五分、茯苓三钱、广砂八分（研）、炒神曲二钱、姜连四分（研）、甘草六分组成。引用广皮八分，水煎服。方中用异功散健脾行气，砂、曲开胃和中，姜连清胃热、化湿邪、止呕止泻，共奏健脾化湿安胃之效。清光绪某年九月初二日，御医张仲元、姚宝生请得慈禧皇太后脉息左关沉弦，右寸关稍滑，胃肠欠和，拟用此法调理。根据脉象和病机推测，慈禧当有纳少便溏、口苦泛呕等症，属脾虚食滞，肠胃湿热中阻，故用消补兼施之法。

（六）理脾和肝汤

理脾和肝汤由党参四钱、生於术一钱、桂枝八分、生杭芍一钱、广砂六分（研）、煨木香四钱、生草四分组成。引用生姜一片，水煎服。方中以参、术、甘草益气健脾，桂枝、白芍调营和肝，煨木香行气止痛，生姜、广砂暖胃和中，共奏健脾调肝、行气止痛之功。临床用于脾元虚弱，肝气未平，饮食消化较慢，胸膈不爽，步履酸软或腹痛等症。清光绪三十二年七月初七日，御医姚宝生请得慈禧皇太后脉息左关稍弦，右关缓滑，脾元化湿稍有未畅，以此法投之，收到一定效果。

（七）理脾益阴汤

理脾益阴汤组成为：白术三钱（土炒），茯苓一钱五分，薏仁三钱（炒），杜仲三钱（炒），山药二钱（炒），木瓜一钱五分，当归一钱五分，续断一钱五分，甘草五分（炙）。引生姜二片，水煎服。方中苓、术、薏、甘补气健脾而渗湿，杜、断、木瓜益肾强筋而健骨；山药则脾肾双补，尤能涩精；当归养血活血，偏于走阴。引用生姜以安胃，以成健脾益肾之剂。清乾隆十四年十月二十八日，御医王炳看咸安宫画员管事金昆，病系脾肾不足，腰腿疼痛之证。脉息虚大，由泄泻伤脾，以致中气软弱，两腿连腰牵引作痛，步履艰难，迷晕自汗。拟此方调治而愈。

在清代宫廷的脉案中，健脾医方很多。除上述之外，尚有健脾益寿糕、启脾丸、温中理气丸、升阳滋液汤、理脾调中法、调中温化方、苓桂术甘汤、真武汤、归芍异功汤、益气健脾散等。对于脾虚诸症，可谓法方兼备，灵活多变了。

（李春生）

清宫医案中运用泻下法浅谈

泻下法是祖国医药学治疗疾病的八法之一，具有荡涤积滞、泻热止痛、推陈出新的作用。古人在运用泻下法方面，积累了许多宝贵经验，凡热积肠胃、宿食燥屎蓄留、实热火邪搏结、水饮内停、蓄血等邪实之证，均可运用下法治疗。

在清宫医案中，下法较为常用。历朝医案，多有记载，即如“至尊之体”的皇帝、皇后，也常常用之。其使用范围颇为广泛，各科疾病均有用下法治疗者，从而形成了清宫医药经验的一大特色。

纵观清宫医案中运用泻下法的脉案，大致有以下几个特点。

重视脏腑表里相关

泻下法主要用于里热实证，其病位多在六腑，药物直接作用肠胃，泻下以除毒邪，俾邪祛而病愈。即张子和所谓“陈莝去而肠胃洁，癥瘕尽而营卫昌”之意。但是，因为脏腑是构成人体之有密切联系的整体，五脏之间有生克乘侮之关系，脏腑之间又有互为表里的联系，因之疾病之演变，病机之转化，极为错综复杂。里热实证之出现，既有其发生之直接因素，又有其内在的病变基础。里实证既是病变的结果，又可成为产生其它病变的原因。其所以如此，则是脏腑之间的内在关联所决定的。因此，宫中在运用泻下法时，既重视针对胃肠本身病变，又重视脏腑之间的表里与相关理论，从而使泻下法的运用范围更为广泛，其治疗理论得以深化。

(一) 泻下治肺

肺与大肠，一脏一腑互为表里。肺受邪可影响于大肠，大肠受邪亦可影响于肺，两者关系十分密切。倘热结大肠，里热壅实，可致肺气不得宣肃。同样，热邪恋肺日久，亦可传于阳明，以致热结肠胃。因之，宫中常采用泻下法荡涤肠胃积热而治疗肺之邪热。如光绪□□年十一月十八日，慈禧皇太后之脉案：

皇太后脉息滑数，原系肺胃滞热，外受风凉之症，服清除利咽汤表凉已解。咽喉宣肿作痛，咯鲜血，为肺热上炎，熏蒸咽嗌，滞热过盛所致。今用清热化滞汤午后一贴调理：

枳实三钱　厚朴二钱　川军二钱　连翘二钱　酒芩二钱　苦梗三钱　麦冬三钱　山豆根三钱　元参四钱　甘草梢一钱　引用竹叶一钱

此案缘于外感蕴热，及于肺胃，日久不解致肺火上炎，而理咽嗌宣肿疼痛诸症，御医冯国璋处方以小承气汤宣气除滞，清热通便，合以清热解毒育阴之品，俾滞热去而火自清，遂诸症得缓。另还有肺胃同病，临床症状均明显者，则宫中亦常以泻下法与宣肺止咳法并用，肺肠合治。乾隆五十年十月初八日循嫔脉案：

嫔脉息弦数，原系肺胃积热，外受风凉之症，服过宣肺宁嗽汤，表凉已解。惟肺积热未清，咳嗽痰盛，胸胁胀闷，今用清肺宁嗽汤调理：

前胡二钱五分　半夏二钱装　橘红一钱五分　桔梗一钱五分　瓜蒌三钱　黄芩一钱五分　柴胡一钱五分　花粉二钱　甘草八分，生　川大黄二钱　厚朴二钱　枳壳一钱五分

引生姜三片，梨五片，一帖午服。

此案则是宣肺止咳与通下清热者，因其痰热阻肺，腑有积热，故予肺肠同治。据初九日脉案，有“里热已清”等语，知已收效。宫中御医，喜用泻下之法，凡遇肺热痰喘，积热日久者，多以小承气汤（常以枳壳易枳实）合用之，说明对肺与大肠相表里之学说十分重视。

（二）泻下清肝

肝喜条达，主疏泄，倘因情志抑郁，致肝气不得条达，则可郁而化火。同样，肠胃不和，湿浊内停，久而蕴热，湿热阻滞，气机不畅，亦可令肝失疏泄，造成肝气郁滞。脏腑之间，相互影响，或则原发，或则继发，或则同病，其证候表现多端，临证当需详审。宫中治疗，亦辄用泻下之法，或者单用以泻肠胃滞积，或则清肝泻下并行，乃以辨证论治为前提。例如端康皇贵妃宣统十四年（宫中纪年）十一月二十六日脉案：“赵文魁请得端康皇贵妃脉息左关沉弦，右寸关沉滑。肝经有热，胃蓄湿饮，以致中气欠调，胸膈堵满，今拟清肝调中化饮之法调理：青皮子三钱（研），元胡三钱，黄连一钱五分，酒胆草三钱，生栀三钱，酒芩三钱，橘红三

钱，焦楂四钱，酒军二钱，姜朴三钱，枳壳三钱，引鲜竹叶二钱，水煎服。”此则是以清肝理气泻下合用的方剂，次日脉案载“诸证减轻”，药已见效。因为深宫之中，幽怨颇多，情志不遂，肝失疏泄，或致气结，或致化火，兼以嗜食肥甘，易伤肠胃，湿痰浊饮，遂从内生，故宫中以清肝理气合泻下法合用之医案甚多。

(三) 泻下与清肝理肺合用

凡遇有肝肺蕴热，积滞内停者，宫中亦常以泻下法为主与清肝理肺法合用，如慈禧医案：

光绪三十三年十二月十七日酉刻，庄守和、张仲元、姚宝生请得皇太后脉息左寸关弦数，右寸关滑数。肝肺化郁、胃经滞热未行，谨拟清热导滞之法调理：

炒枳实一钱　酒军一钱五分，后煎　元胡粉一钱，后煎　羚羊一钱　瓜蒌四钱，研　花粉三钱　酒芩一钱　引用灯心二子

方中仿承气汤泻肠胃积热，以羚羊角清肝，余者宣肺化痰。据脉案载，此方甫进之剂，而诸症皆消。宫中此种治法，多以泻下药为主，再合以其它药物，其中大旨在于通下以清上，除积而解郁。

总之，宫中在运用泻下法时，既本着六腑以通为用之理论，注重胃肠之积滞，又考虑到脏腑之表里与相关情况而治疗他脏之病变，体现了重视脏腑间整体联系的观点。

重视气机升降变化

由于气机的升降出入，则人体的脏腑经络、气血阴

阳得以相互联系，从而维持人体之正常生理功能。升降乃是脏腑的特性，一般地说，五脏主藏精而宜升，六腑主运化而主降。就脏而言，心肺宜降，肝肾宜升，而脾胃居中，为升降之枢纽。各脏腑间之气机升降，亦相互配合，相互联系，如肝之升发，肺之肃降，心火之下降，肾水之上济等，然其均以脾胃为枢机。脾胃两者，密切相关，脾为阴土，其性温而主升；胃为阳土，其性燥而主降。脾湿胃燥，两者相合，气机畅达，则气血和调，阴阳平衡，身体健壮。若升降失宜，气机不畅，而脏腑气血壅滞，则百病丛生。宫中运用泻下法之时，十分重视气机之升降变化，侧重于对胃肠之通降，以助脾之升清。对于胃不降浊者，宫中治疗多单用泻下法。如慈禧太后脉案：

光绪三十三年二月十三日，庄守和、张仲元请得皇太后脉息左关稍弦，右寸关沉滑。胃气壅滞，头目不爽，谨拟升清降浊之法调理：

枳实一钱五分　厚朴一钱五分　元胡粉一钱五分　甘草五分

引用一捻金八分，水煎服。

此案属胃气壅滞不降，中州阻滞之例，其处方以理气宽中，清热通滞，达通下除积之目的，俾胃气得降，而肝气自升，则诸症可愈。对于脾气不升者，则视肠胃积滞之程度，或升清与降浊（泻下）并用，或升清为主，通下为辅，区别运用。例如光绪□□年九月二十二日，光绪皇帝脉案：

张仲元、金顺、忠勋请得皇上脉息左部沉弦而细，右寸关沉滑。眩晕时轻时重，口渴耳鸣，左胁微疼，步履无力。为阳气郁遏，腑气不通所致。谨拟宣郁化浊之法，早晚仍服凡药调理：

生杭芍二钱　生桑皮三钱　元参三钱　菊花三钱　瓜蒌仁二钱，研　甘草七分　厚朴二钱

引用元明粉一钱，后煎　酒军一钱五分

脾不升清则出现头晕、耳鸣诸症。治疗则以菊花、杭芍等升清，以小承气汤降浊，一升一降，可望气机畅达。总之，宫中运用泻下法的重视气机升降变化之着眼点仍是在降浊，冀浊降而清升。

重视邪正虚实轻重

泻下法为祛邪之治法，泻下过度自有耗阴伤气之弊，尤是宫中之人，养尊处优，体质孱弱，且又喜进炙煿肥甘，肠胃热蓄积者多，因之，属正虚邪实者多见。宫中治疗崇尚实效，泻下之法动辄用之。但其运用之时，祛邪不忘顾正，或则于用泻下法之同时，稍加顾正之品，或则中病即止，而转调理之途。如光绪□□年十二月二十日脉案：

庄守和、张仲元、姚宝生请得皇太后脉息左关沉弦，右关沉而有力，肠胃蓄有滞热，谨拟调中化滞之法调理：

炙厚朴一钱五分　枳实一钱五分，炒　焦三仙各一钱五分　元明粉一钱五分　生甘草六分

引用一捻金八分。

此方仍仿承气汤意，泻热除滞。

次日脉案：

肠胃滞热未清，谨拟补中兼化之法调理：

人参一钱　枳实一钱五分，炒　广皮一钱　焦三仙各一钱　厚朴一钱

引用一捻金六分，水煎服。

方中又减玄明粉防其泻下太甚，加人参是为补中扶正。据诊病御医任职情况推测，此脉案当在光绪三十年以后，斯时慈禧年逾古稀，体质渐弱，采用补泻兼顾之法，尤为得当。同样对素体亏耗而又有里滞者，宫中亦多补泻同用，以防泻下伤正之弊。如道光朝和妃脉案：

道光□□年六月十九日，张新、刘焕章请得和妃脉息弦数。原系肝胃不和，暑湿伤脾之症。服药以来，诸症俱减，昨服清麟丸，里滞转动未行，此由肝阴素亏血燥所致。今议用益阴润燥汤午晚二贴调服：

油当归三钱　桃仁三钱　火麻仁三钱　杏仁三钱　大生地八钱　郁李仁三钱　壳砂仁一钱五分　槟榔一钱五分　枳壳三钱　厚朴三钱　生军二钱

引用元明粉二钱，冲，蜂蜜二匙。

据和妃脉案得知，其患病数日，湿热内蕴，用药后暑热虽解，但里滞不行，故用清麟丸以通里泻下，然仍不行，御医考虑到其阴亏血燥，遂改以润下之法，仿仲景脾约麻仁丸合东垣润肠丸意，育阴润肠通便，而避免其寒下更伤其阴。另外，宫中还有非泻下不可者，亦常

中病即止，攻泻有度。如道光孝慎成皇后脉案：

道光十二年十一月初一日，张新、苏钰、赵永平、李松盛请得皇后脉息滑数。膈闷痰热，胸胁胀闷，夜间少寐。用药调治，诸病渐减，惟痰热尚盛，今用控涎丹五丸调理：

大戟三钱，面裹，煨　白芥子三钱，姜汁炒　甘遂三钱，醋炒

共研细末，姜汁枣肉为丸，如柏子大。

控涎丹又名子龙丸，攻专逐饮，对于孝慎成皇后之病症堪称合拍，但因其峻下力猛，仅服三日痰热渐清，药未尽到，便改以补中健胃之品善后。再如嘉庆二十五年三月二十三日之二阿哥福晋脉案：

二阿哥福晋，脉息沉实，系湿热停滞之症。服药调治，风湿已解，惟热滞不清，今用调中化滞汤午晚二贴调理：

制香附三钱　川郁金一钱五分　枳实三钱，炒　酒军三钱　黄芩二钱　焦芍一钱五分　厚朴二钱　缩砂仁一钱五分　楂炭三钱　焦曲三钱　木香一钱　炒栀三钱　甘草四分

引用干佛手一钱，灯心三十寸，外加元明粉二钱冲服。

此案属里实之证，故处方以大承气汤合理气之品治之。上方进一剂后，里滞已下。当日晚脉案有“服调中化滞汤一服，现已行动，无需再进二服”，改用“补中安胃汤调理”。以上两案均可看出，宫中运用泻下法之时，注意中病即止，祛邪亦顾扶正。

显见，清宫医案中的为帝、后运用泻下法的经验，对于今天的临床治疗来说，也可借鉴。

（周文泉）

清宫中常用的补肾医方

在清宫丰富的医药档案中，补肾医方占有一定的比重。这些方剂大体可分为两类：一类是补肾健身方，一类是补肾疗病方。今举其常用者，略事阐发，以窥其一斑。

补肾健身方

（一）龟灵集方

龟灵集方由鹿茸、生地、补骨脂、人参、急性子、细辛、砂仁、杜仲、丁香、蚕蛾、肉苁蓉等药组成。将上药末，制成紫色为度，每服五厘，黄酒送下，服后浑身燥热，百窍通和，丹田微暖，痿阳立兴。此方乾隆朝使用较多，弘历不仅自己服用，还常以此药赏赐各大臣，以后历朝沿用不衰。如同治二年正月初一日至三月二十九日用过库存药中，可以查到有本品一斤七两七钱。此方以“龟灵”命名，取龟鹤长存，延年增寿之意。但方中既无龟板或龟胶，滋阴药物也很少，而补肾助阳之药大约占全方之半。临床用于肾阳不足，兼有气血亏损，而出现筋骨无力，步行艰难，头昏眼花，盗汗，遗精，阳痿，妇女白带症之属于虚寒者。但因全方燥热之药偏多，虽已伍有阴药，然证候偏热者，服之不免有动火、咽干、舌燥之虞。

（二）龟龄酒方

将前龟龄集方药，共成粗末，用烧酒三十斤，江米窝儿白酒二十斤制取。此方系将龟龄集改制成酒剂。酒性温，可通血脉，御寒气，行药势，效果可以更快。但阴虚、失血及湿热证忌用，以防动痰生火，迫血外溢。

（三）太平春酒方

太平春酒方由熟地四两、当归一两、茯神一两、枸杞四钱、红花四钱、龙眼肉八两、整松仁一斤等十五种药物，加玉泉酒二十斤、白酒二十斤、干烧酒四十斤，煮制而成。

此方在乾隆十五年四月初七日，由刘沧州献入宫廷。经太医刘裕铎审查，上奏“看得太平春酒药性纯良，系滋补心肾之方”。其后经弘历亲自品尝，增减药味，制成滋补健身酒剂。方中熟地、枸杞、龙眼、松仁等，均属于传统的延年益寿药物，偏重于填补心肾阴精；红花助白酒活血通经，利于药物畅达脏腑，发挥补益作用。对于需强壮健身者，服之获益良多。

（四）琼玉膏方

琼玉膏方由地黄四斤、茯苓十二两、人参六两、白蜜二斤组成。先将地黄熬汁去渣，入蜜炼稠，再将参、苓为末，和入瓷罐封。水煮半日，白汤化服。

此方首见于元、明时代之方书，明·吴旻《扶寿精方》谓其常服有延年益寿效果。清雍正初年，皇帝胤禛喜服此方，并曾于六年三月二十六日，赏公马尔赛服。方中重用地黄滋肾阴以生水，令水能制火。白蜜甘凉性润，润能祛燥。参、苓培脾土而生肺金。诸药相伍，对肾肺两虚，内热劳嗽干咳诸证颇效。无病服之，可润滋内脏，强健体魄。

(五) 固本仙方

固本仙方由补骨脂、白茯苓、鱼膘、鹿茸、枸杞子、人参、真沉香、大何首乌、杜仲、肉苁蓉、五加皮、沙苑蒺藜、远志肉、金钗石斛、怀牛膝、淫羊藿、白茯神、怀生地、韭子、山茱萸肉、当归身、锁阳、益智仁、葱子等近四十种药如法制成，为丸如梧桐子大，每日早、午、晚各服三钱，温酒下。此方服至一月即可见效，其妙不得尽述。若阴虚火旺者，加龟板胶四两，黄柏、知母各二两（盐水炒），入前方中。

此方亦为乾隆朝医方。方中列有大队强肾补益之品，肾为先天之本，故“固本”实际指强肾而言。先天之本既充实，体质自可强健。

(六) 长春益寿丹

天冬（去心）、麦冬（去心）、大熟地（不见铁）、山药、牛膝、大生地（不见铁）、杜仲、山萸、云苓、人参、木香、柏子仁（去油）、五味子、巴戟，以上各二两，川椒（炒）、泽泻、石菖蒲、远志，以上各一两，菟丝子、肉苁蓉，以上各四两，枸杞子、覆盆子、地骨皮，以上各一两五钱。共为细面，蜜丸桐子大。初日服五十丸，一月后加至六十丸，百日后可服八十丸便有功效，每早空心以淡盐汤送下。

此方于光绪六年二月初五日进给慈禧太后服用，方名益寿，又称长春，或与西太后住在长春宫有关。本方由《寿亲养老新书》神仙训老丸（又名打老儿丸）、杨氏还少丹、五子衍宗丸加减而成。据《寿亲养老新书》记载，昔有宣徽使在钟南山路边，见村庄有妇人，年方二八一十六岁，持杖责打一年约百岁的老头儿。宣徽驻车令问何故，妇人到车前说："此老儿是妾长男。"宣徽觉得很奇怪，下车仔细询问，妇人说："适来责此长男，为家中自有神药，累训令服不肯服，至令老迈，须发如霜，腰曲头低，故责之。"宣徽因恳求数服药，并将方子带回家去，定名神仙训老丸。认为"常服延年益寿，气力倍常，齿落再生，发白再黑，颜貌如婴儿"。此说虽有夸大不实之嫌，但作为补益健身药，还是可信的。长春益寿丹在神仙训老丸、还少丹的基础上，对药味加以调整，增入天麦冬、巴戟、人参之类，提高了补肾补心、壮筋骨、补阴阳的效力，故对治疗年老体衰、面容不泽、腰酸体倦者，当有较好疗效。

（七）五芝地仙金髓丹

人参二两　生于术二两　云苓三两　甘菊二两　枸杞二两　大生地六两　麦冬三两　陈皮二两　葛根二两　蔓荆子二两　神曲三两

共为细面，蜜丸如绿豆大，每服三钱，白开水送服。

此方为光绪年间进给慈禧太后服用的方剂。原方云："此药益气生津，调中进食，能生养脑气而通目系，故能上清头目而退虚热，服百日后，五脏充实，肌肤润泽。"可知该方属补益健身之品。

按：五芝地仙金髓丹原出自明·武叔卿《济阳纲目·延年》一卷。取四君、三才、异功、增液诸方化裁，全方药味，虽补五脏，仍侧重在肾。因肾主骨生髓，而脑为髓海，补之能生养脑气而通目系，故命曰"金髓"。

补肾疗病方

(一) 地黄丸类

地黄丸由地黄、山萸、山药、丹皮、茯苓、泽泻六种药组成，宋·钱乙命名为"六味地黄丸"。主补肾阴，除百病。依据其加味药物的不同，又有麦味地黄丸、知柏地黄丸、桂附地黄丸之别，适用于肾阴虚兼有心阴不足、水亏火旺或阴虚及阳者。

1. 归芍地黄丸　由六味地黄丸方加当归、白芍而成，具有补肾阴、滋阴血的效用。乾隆朝御医王凤翔曾于乾隆十三年十月二十二日，治刑部尚书阿克敦口角微㖞，此年老肾虚，气血未充，风邪伤于阳明络脉所致，以六脉平和，治应补气血。除内服汤剂外，投与归芍地黄丸，缓缓调理而平。

2. 增减肾气丸　文蛤粉五钱　桑螵蛸二钱，煨　山萸肉二钱　怀山药二钱，炒　冬瓜仁五钱，去壳　鲜石斛三钱　引用老米一勺　水煎服此方系由肾气丸仅用山萸、山药两味，加诸药组成，能起到固肾养肝清胃作用，桑螵蛸尤能补肾缩尿，对于小便频数者效佳。光绪三十四年十月二十一日，太医施焕诊得慈禧太后脉两寸关弦滑而数，重按鼓指，两尺细数，沉候无力，口渴，左肋痛不可忍，心悸，烦热难受，小便频数，大便泄，喉中痰涎沥沥有声，乃胃热肝燥肾不摄津所致。曾仿饮一溲一之消渴处理，用此方治疗，希冀取效。

（二）独活寄生汤

独活寄生汤由独活、桑寄生、秦艽、防风、细辛、当归、芍药、川芎、熟地黄、杜仲、牛膝、人参、茯苓、甘草、桂心等分组成。功能补肾健骨，益气养血，祛风定痛。清宫医案中，用本方治疗老年脉虚，肝肾不足，风湿袭虚，以致两腿疼痛，步履维艰，取其滋补，使下肢复健。

（三）益气补肾方

党参五钱　黄芪生、炙各半四钱　於术二钱　炙草一钱　当归七钱　白芍三钱　熟地四钱　云苓三钱　枸杞三钱　阿胶三钱　苁蓉三钱　淮牛膝三钱　天麻二钱　香附二钱　桂枝五分　引嫩桑枝八钱

此方用四君子汤加黄芪以补气健脾，四物汤去川芎以养血柔肝。杞、胶、苁蓉、牛膝长于补肾育阴，桂、桑、天麻、香附善能调肝定风。诸药相伍，可起到补肾柔肝，益气养血，通络定风之作用。乾隆朝十二年六月十日，御医李杨凌投此方治疗醇亲王两臂颤抓、肩胛肘

腕酸痛、腿痛足胀、大便未行，脉弦微涩，两尺软，诸肝肾不足、气血两虚之证，疗效颇佳。

（四）理脾益阴汤

白术三钱，土炒　茯苓一钱五分　薏仁三钱，炒　杜仲二钱，炒　山药二钱，炒　木瓜一钱五分　当归一钱五分　续断一钱五分　甘草五分　引生姜三片

此方用杜仲、山药、木瓜、续断以补肝肾壮腰膝；苓、术、苡米、山药、甘草以健脾胃安中州。当归养血益阴，生姜温中散饮。诸药和合，于脾肾双虚者颇能合拍。乾隆十三年十月二十八日，御医王炳治疗咸安宫画员管事金昆，患泄泻伤脾，致中气软弱，两腿连腰牵引作痛，步履维艰，迷晕自汗之症，以此方进之获效。

（五）加减安肾丸

煅左牡蛎八钱　枸杞子三钱　小茴香五分　川续断二钱，盐水炒　陈橘络七分　桃仁一钱半　苦杏仁一钱半，去皮尖，麦炒　炒淮山三钱　茯苓三钱

此方以牡蛎潜浮阳，杞、断补肾虚，淮山、茯苓培脾土，小茴香、苦杏疏气机，桃仁祛瘀血而治腰痛，橘络通络脉。原安肾丸方为朱丹溪手制，周景涛以此方增损，治疗光绪皇帝腰痛，睡后觉重，大便溏，脉象沉弱之中时而带紧时而濡细，属肾虚火不生土，土不胜湿所致。勉开本方，希冀缓减病情。

（六）加减金锁固精丸

莲须、龙骨、牡蛎、杜仲、芡实各一钱，外六味地黄丸三钱。

此方由金锁固精丸去沙苑蒺藜加杜仲组成，增强了补肾气强腰膝之力，外配六味地黄丸培补肾阴，具有固肾强腰、涩精止遗之功用。清宫配方簿内，曾以此方治疗远堂之遗精腰痛诸病，很应验。

(七) 加减八宝救坤丹

由熟地、生地、紫河车、蛤蚧、坤草（益母草）、鹿角胶、川芎、香附、高丽参、琥珀、牛膝、肉桂、鳖甲、枸杞等 35 种药组成。如法泡炙取汁，再加血鹿茸一钱、朱砂面一分、金箔一贴，同入前药搅匀收膏。每服二钱，加白糖少许，开水冲服。

此方以二地、河车、蛤蚧等为主药，意在补肾养血，滋阴扶阳，坤草、香附、川芎等为助药，意在理气开郁，调经止痛。佐人参、鳖甲扶正软坚；珀、膝、肉桂温通逐瘀。共奏补肾元、益气血、开郁化滞、破瘀通经之功。光绪二十九年九月，此方曾用于敦宜皇贵太妃，疗效颇为满意。推测她当时年纪尚不足五十岁，且有腰酸腿软，头晕眼花，身体瘦弱，行经腹痛，经血不调等肝肾两亏、气血不足、气滞血瘀证候。

除上述补肾医方外，清宫常用的还有蟠桃丸、参茸保元汤、健脾滋肾壮元方、健步虎潜丸等，本文不拟一一阐述了。

(李春生)

清宫医案中活血化瘀法的运用

活血化瘀法是中医临床治疗的重要法则之一，实践表明，某些病在中医的辨证论治基础上适当选用活血化瘀法确可收得较好的疗效。近年来随着临床研究的深入，活血化瘀法更为引人注目。

在清代宫廷医案中，运用活血化瘀法的案例很多，具有很好的经验。自乾隆朝始，历朝之脉案均有所载，在应用上大致可有以下五种情况。

单独运用活血（或养血）之法

凡病情单纯，或病人体质较强，或瘀滞过盛的病人，宫中常单以活血化瘀法治之，目的在于攻逐瘀滞，俾瘀去而新生。如道光朝静嫔脉案：

道光六年十月二十四日，张永清、苏钰、崔良玉、王泽溥、郝进喜、叶元德、苏清泰请得静嫔脉息弦涩，系产后恶露未畅，以致腹胁胀痛。今议用加减生化汤一贴调理：

全当归五钱　川芎一钱五分　桃仁一钱五分，炒研　红花一钱五分　蒲黄三钱　灵脂三钱　泽兰叶二钱　炮姜炭五分　楂炭五钱　炙甘草五分

引用煮酒、童便各半兑服。

据脉象弦涩知有瘀滞在里，其症状主要为腹胁胀痛，为产后之恶露不畅引起，方中以生化汤为主，活血

化瘀，温经止痛，但感其力不强，遂加用失笑散，以五灵脂行血，生蒲黄破血，增其推陈致新之功。若病人体质虚弱而有瘀滞，宫中则多宗养血之中寓以活血通瘀之意组方，例如道光朝八年五月十四日静妃之脉案，其时静妃妊娠四个月，湿热伤荣而致流产，御医郝进喜则施以一味丹参饮："丹参一两二钱，研极细面，引用川芎一钱、当归三钱，煎服。"

一味丹参饮《妇人明理论》有载，治经水不调，产后恶露不下。丹参，《别录》称可以"养血"，《日华子诸家本草》又谓"破宿血，生新血"，故向被医家视为妇产科之要药。此案则因静妃"血虚"有滞，故以丹参饮为主，佐以归、芎，旨在养血而通瘀，活血而不伤正。

活血化瘀法为主其它法为辅同用

凡遇血瘀病人兼有其它证候，如气滞、寒凝、热结等，抑或兼现脏腑虚损失调者，宫中治疗常以活血化瘀法为主，其它法（如理气、温阳、清热以及疏肝、和胃、理脾、温肾、育阴诸法）辅之为治，例如乾隆朝循嫔脉案：

乾隆四十三年二月十五日，陈大官、罗衡请得循嫔脉息弦数，外感已解，惟荣分结滞，小腹作痛，议用调荣定痛汤调理：

归尾一钱五分　赤芍一钱五分　川芎一钱　丹皮一钱　桃仁一钱五分　红花一钱　延胡一钱五分　香附二钱　酒军一钱　枳壳一钱　泽兰叶一钱五分

引姜皮二分，二贴午晚饭。

此案中病人之腹痛为荣分结滞使然，但其脉弦数，知有肝郁气滞之候，则立方以桃红四物汤为主活血化瘀，辅以调气疏肝之品，以求气行血行。据脉案载，此方进退用药，甫进六剂其病得缓。另如道光十三年二月十五日，四公主脉案：“脉息洪数。系风湿发颐之症，以致右颐红晕高肿坚硬”，御医王世瑄等处方为：

当归三钱　赤芍二钱　白芷一钱　山甲二钱　皂刺二钱　没药一钱　乳香一钱　僵蚕二钱　连翘三钱　防风二钱　公英二钱　蝉蜕一钱　甘草一钱　酒连八分　引用木瓜酒半盏

此病本因于湿，但其时右颐红晕高肿坚硬，当有血瘀，故施方以活血化瘀为主，祛风通经为辅，连进五剂，其病渐愈。

活血化瘀法与其它治法并重

凡病人血瘀证明显，临床表现中其它证候亦甚突出；或其病情关系，需两者兼顾；或需标本同治时，则宫中亦常以活血化瘀法与其它法同用。此类方药运用特点是：以暂时服用为多，一俟证候改善，便仍有侧重。例如：

乾隆四十四年四月十三日，陈世官、罗衡请得循嫔脉息和缓，表里之热已解，惟荣分湿热未净，以致头痛，议用清上调荣汤调理：

生地三钱　丹皮二钱　赤芍一钱五分　川芎一钱　归尾一钱五分　酒军一钱　连翘一钱五分　薄荷一钱　枳壳一钱五分

引用荷叶一钱五分

此案之头痛原因，良由荣分湿热未净，故以清宣与活血之法共用，倘清热而不活血，则血脉不畅其痛难除；若活血而不清热，则热蕴于内，血受熬煎，故须活血与清热同用。此方连进三剂后，循嫔“诸恙渐减，荣分已行”。改用红花桑皮汤（桑皮一钱、红花五分）送观音普济丹调理，返通活血除湿之途。

再如循嫔乾隆四十二年三月二十四日脉案：

循嫔脉息沉弦，系气滞血热，以致荣分期至肚腹疼痛，议用调营清热饮调理：

归尾二钱　丹皮二钱　赤芍一钱五分　桃仁一钱　黄芩一钱五分　酒军一钱　元胡一钱五分　枳壳一钱　苏梗二钱

引用藕节二个，午服。

此方则是活血、清热、理气并用，俾活血逐瘀以止痛，理气通滞而助血，清热凉血以和营，三者并重，相得益彰。次日加用泽兰叶一钱五分以助活血之力，第三日则“荣分渐和，惟胃停饮滞”而用和胃化滞汤调理，改用健脾通滞法。

其它治法为主，活血化瘀法为辅共用

凡其它病兼有血瘀，或血瘀为本而其它病为标者，宫中亦时以活血化瘀法配合其它法使用。其运用特点是：选用活血药味少或剂量轻，或仅为引经报使。例如光绪皇帝脉案：

光绪□□年六月二十日，庄守和、忠勋请得皇上脉

息左寸关弦而稍数，右寸关沉滑。肝肺气道不畅，稍感风凉，以致头痛腰酸，胸络仍觉作痛，今议用和解舒络之法调理：

荆穗一钱　防风一钱五分　藿香一钱五分　川郁金二钱，研　茅术一钱五分，炒　木香六分　橘红二钱　片姜黄一钱五分　牛膝二钱　延胡一钱五分　乳香一钱五分　没药一钱五分　引用鲜荷蒂五个

此案主要在于治疗外感风寒，故于大队疏解散寒药之中伍以调气活血之品，其用活血药旨在于通经活络而止痛，但因其表邪未除，故治疗重点仍在解表。再如道光七年九月二十五日，顺贵人脉案：

脉息沉缓，系湿邪流注之症，以致左胁下红肿坚硬，疼痛不安，饮食懒进，块破流血水。今用托里排脓汤晚服一贴调理：

银花二钱　归尾三钱　连翘三钱　黄柏一钱五分　苍术一钱五分　没药一钱　乳香一钱　花粉二钱　公英二钱　陈皮三钱　赤芍一钱五分　甘草节一节　醋柴胡一钱五分　引用老酒一匙

此案处方重在托里排脓，清热解毒。选用乳香、没药等活血破血之品，在于其能散瘀定痛，推陈致新，并有消肿生肌之妙，即《本草纲目》所谓“乳香活血，没药散血，皆能消肿、止痛、生肌”。其引用老酒者，亦为活血消肿通经而设。

由上可知，宫中对活血化瘀法至为重视，在运用上也可供借鉴。

（周文泉）

清代宫廷防治牙齿病医方管窥

清宫医案及内廷配本中，载有许多防治牙齿病医方。既有预防及治疗牙病医方，亦有固齿保健医方。其剂型有散剂、煎剂、膏剂之不同；用法亦有外擦、漱口、贴敷之差异，可谓丰富多彩。兹撷其要者略述一二，以见端倪。

牙齿对进食具咀嚼粉碎之功能，若生齿病，常致胃病发生，直接影响营养之吸收。显见，牙齿于人们康健至为重要。民间有“牙痛不算病，痛起就要命”之说，言齿疾所致苦楚之严重。宫廷帝、后、妃嫔终日膏粱厚味、恣意享乐，自然于牙齿保健及牙病防治十分重视。常用防治医方包括以下几种。

预防牙病医方

例如慈禧皇太后的固齿刷牙散，用青盐、川椒、旱莲草、枯白矾、白盐等为散。以旱莲草、川椒水煎去渣，得汁一茶盅，拌盐、矾内，炒干，共研极细面。谓：擦牙漱口，永无齿疾。本方之用法为擦牙与漱口结合，属预防牙齿病方剂。方中旱莲草系补肾益元药，推测为缘于中医“牙齿属肾”而设。盐类有解毒作用外，抑或考虑“咸入肾”之缘故。至于川椒与明矾，两者均有解毒燥湿作用，皆是预防齿疾的常用药。因之，本方的配合有其合理性，临床用之，亦当收到预防齿疾之效果。

治疗牙齿病医方

如雍正二年太医院口齿科医生朱文焕所拟固齿白玉膏，由五色龙骨、珠子等药组成，将其为细末，入黄蜡中，候冷捏成饼，摊于纸上，剪成条贴患处，治风火牙痛。此方剂型为膏剂，且补贴牙齿上，构思颇为巧妙。另如光绪中年时常患齿疾，御医们亦常为其开漱口方，如消肿漱口方：生蒲黄二钱，红花一钱五分，归尾一钱五分，没药二钱，大青盐四钱。此方是以解毒活血为主之药方，方中蒲黄、红花、归尾、没药均具有活血化瘀消肿止痛作用，而青盐则有清热解毒固齿、滋肾之功效。据现代药理研究，当归之水溶成分具有良好的止痛效应；而以盐漱口在现代临床及民间预防或治疗牙病更属常用简易方法之一。

固齿保健医方

此类医方之配制，大抵从中医“牙齿属肾”、“齿龈属胃肠”、“唇属脾”之理论考虑合方，富有局部与整体结合治疗之含义。例如，光绪二十二年七月初二日慈禧所用之固齿秘方：生大黄一两，熟大黄一两，生石膏一两，熟石膏一两，骨碎补一两，银杜仲一两，青盐一两，食盐一两，明矾五钱，枯矾五钱，当归身五钱，上药共为细末，每早起，先以此散擦牙根，然后净脸，净毕用冷水漱吐。此方即属胃肾兼顾的药方，其中以大黄、石膏、盐、矾内服均有清胃消炎、外用有解毒凉血之作用；而矾则兼有收敛燥湿之功；骨碎补、银杜仲乃补肾之要药。故是方属局部与整体治疗相结合之成方，当有效验。据原方后有一跋曰：“是方为余家秘传，自先曾祖以来，均擦此散，年届古稀，终龄不屈一齿，且无疼痛之患，亲友中得此方者，亦如之。现家慈年已八旬，齿牢固毫无动摇，询神也。吾乡已钞传殆遍，近日益多过而问者，用特刊布以公诸世云。甲申夏月，江右黄幼农谨跋。”黄氏之跋，虽有过誉之嫌，但分析此方，应是有一定效果，因送入宫中倘若无效，当有“欺君”之罪。另如慈禧在光绪二十八年五月二十八日擦牙根方：骨碎补一两，黑桑椹子五钱，食盐五钱，胡桃八钱，炭面一两，共研极细面，搽敷牙根。本方主要是从益肾固肾而考虑之固齿保健医方。

点牙药方

宫中尚有相当于拔牙之医方，称之曰点牙药方。用草乌、荜茇子、川椒、细辛等共研极细末，用少许点于患牙内外，一时其牙自落，不落再点。此方剂中的四味药均属芳香温通定痛药，治疗牙龈肿胀、蛀牙之疼痛，当有效验。至于能否“点牙自落”，不得而知。不过，据近代药理学研究结果：草乌、川椒及细辛均有局部麻醉作用，尤其草乌含乌头碱，有较强之镇痛作用，其酊剂可做表面麻醉剂。至于荜茇，亦是止痛之要药，中医之哭来笑去散、牙痛失笑散等方均有此药，中医研究院西苑医院口腔科配制之牙本质脱敏粉中主要成分亦用荜茇，临床观察证实，止痛效果佳良，作用亦比一般脱敏药物持久。当然，本方中草乌、川椒均有毒，如应用当慎重方妥。

总之，清代宫廷中防治牙齿痛的医方甚多。据档案资料，上自雍正朝，下至光绪朝，每朝都有防治牙齿疼痛之方药，至于刷牙粉则就更为普通。

（周文泉）

宫廷中的清暑保健医方

清代宫廷中旧例，每年暑月（自旧历五月初一日至七月十五日），在乾清宫、寿安宫、养心殿、军机处、寿药房、景山和颐和园等处发放暑汤，供妃嫔、王公大臣、宫女太监等饮用，预防暑病。研究宫中防暑清暑的措施和防治暑病的方药，在今天也有一定的现实意义。

夏热、冬寒，这是四季气候变化的两极端，此时人体容易因不能适应气候的变化而患病。自古以来，我国人民就十分重视对时令变化所致疾病的预防措施，并有“寒暑每节宜”这样注重调摄的祛病延年经验。宫中御医也正是本着中医学“天人相应”的整体观，注重四时季节变化对人体的影响，不仅在治疗时令病时注意季节气候因素和相应的用药特点，而且采取多种措施预防季节性疾病。从清宫医药档案资料中，就可以找到许多清暑保健的医方。这些医方可以分为汤、丸两大类，各有其特点和用途。

防暑清暑的汤剂，主要适用于作为暑汤广为发放，使宫中之人饮用以防暑病。炎夏季节，“皮肤缓而腠理开”（《灵枢·岁露论》），因而容易出汗。排出汗液，既是机体的主要散热途径，又可随之排出部分代谢废物，故适当出汗对暑季之人体有保护性的意义。明代医学家张景岳就曾指出：“夏月盛暑之时，必令身有微汗，此养身之道，最得时宜者也”。但是，出汗较多时，又容易耗气伤津，需要及时补充水分及盐类等物质，若有暑邪所犯或气阴耗伤，又当适当用药以防治。发放暑汤等也正是为此而设。宫中最常用者当推香薷汤和暑汤。

香薷汤由香薷、甘草、扁豆、赤苓、黄芪、厚朴、陈皮、菊花等组成，以水熬汤。本方系《太平惠民和剂局方》卷二之香薷饮（又名香薷散、三物香薷饮）方加味而来。香薷饮由扁豆、厚朴（姜汁炙）和香薷三味药组方，有解表散寒，化湿和中之效，常用治夏季因乘凉饮冷，感寒伤湿所患之症。该卷还有香薷汤方，系香薷饮三味药再增入茯神、炙甘草，故有宽中和气、调营卫之效。清宫之香薷汤与《局方》香薷汤又有差异：以赤苓易茯神，增黄芪、陈皮、菊花三味药，主要增强了益气调中和清头目之效。方中以香薷芳香化湿祛暑为主药，厚朴、陈皮行气宽中化湿，扁豆、赤苓健脾和中利湿，兼清暑热，黄芪、甘草益气调中，菊花清热明目。全方相合，清暑而不伤气，祛湿而不伤阴，健脾胃而又清头目，符合中医学关于暑邪多挟湿、伤气的一般认识，故为夏季防暑之良品。

暑汤方由香薷、藿香、茯苓、陈皮、扁豆（炒）、苍术（炒）、厚朴、木瓜、滑石、甘草、檀香、乌梅、伏龙肝、黄芪、麦冬、白术（炒）等组成，以水熬汤。本方系由《太平惠民和剂局方》消暑十全饮化裁而来，也是以香薷饮为基础，并寓有平胃散、益元散。消暑十全饮主治伤暑吐泻，由香薷、白扁豆、厚朴、紫苏叶、白术、赤茯苓、藿香叶、木瓜、白檀香、甘草等十味药组方。暑汤方则少紫苏，以茯苓易赤苓，增黄芪、麦冬、乌梅、陈皮、苍术、滑石、伏龙肝，这样就加强了益气生津，酸收酸敛及行气化湿的作用。张凤逵《伤暑全书》说："暑病首用辛凉，继用甘寒，终用甘酸敛津，不必用下。"王孟英《温热经纬》说："暑伤气阴，以清暑热而益元气，无不应手取效。"王纶《明医杂著》认为："治暑之法，清心利小便最好。"暑汤方比较全面地体现了辛散祛暑、酸甘敛津、益气养阴、化湿利水等防治暑病的原则，可见御医制定暑汤方是费了一番心思的。

以上两方所用之药，除香薷、藿香等公认的解暑良药之外，还有几味药值得注意。其一，黄芪，益气固表而又利水，故可防止汗液外泄过多，以免暑热耗津伤气而致虚脱。现代医学研究结果示，黄芪除有利尿、镇静、抗菌、护肝等作用外，对衰竭的心脏有强心作用，可使体外培养细胞生长旺盛、寿命延长，能增强机体的免疫功能，可见本药在暑汤类方中对于防暑保健起重要作用。其二，麦冬，味甘气凉，质柔多汁，长于养阴生津，清心润肺，故可防治暑热所致阴亏津伤、心烦口渴等症。其药理作用不仅强心利尿、抗菌，还能明显提高机体耐缺氧能力，对冠心病也有显著疗效，防暑汤剂中用本品当兼能发挥滋养强身益心作用。其三，乌梅，系梅之未成熟果实，经加工蒸黑而成，味酸、性平，最能生津止渴，古有“望梅止渴”之说，故防治暑热烦渴津伤之症甚宜。乌梅含有枸橼酸、苹果酸、琥珀酸等，有显著的抗菌作用，对大肠杆菌、痢疾杆菌、伤寒杆菌、霍乱弧菌等都有抑制作用，故含有本药的暑汤对夏季消化道传染病也会有一定的预防效果和治疗作用。其四，菊花，清热平肝而明目，有镇静、解热、抗心肌缺血、降血压及抑制多种细菌和流感病毒的作用，因而也是防治暑热之症的良药，对于患有冠心病、高血压病者尤为适宜。有人曾介绍，夏季或气候炎热时，可用沸水冲泡菊花，加适量白糖，作为清凉饮料，可以清热消暑，使人身凉、心静、神宁，祛疲劳，除烦渴。

宫中防暑清暑的丸剂有多种，尚有香薷丸、藿香正气丸、加味藿香正气丸、清暑益气丸、六合定中丸、金衣祛暑丸、冰霜梅苏丸及千里水葫芦等方。这些丸剂，有些与一般方书所载略同，有的则有宫中之特色。

光绪二十八年五月十六日曾以金衣祛暑丸等赏张勋、姜桂题，同年五月二十九日赏袁世凯等，六月初四日赏李莲英等。且光绪皇帝也曾于当年六月初六、初八日各服用金衣祛暑丸一丸。由此可见宫中暑季对此丸的重视程度。

宫中还有两个防治暑热症的噙化丸方，其一为冰霜梅苏丸，与《汤头歌诀》望梅丸相类，酸甘化阴，辛凉解暑，能清解暑热，生津止渴。有云："此药能凉心清肺，降火润燥，生津止渴，解酒毒，化结痰，妙难尽述。"另有"千里水葫芦"，"能润燥、生津，止渴，清喉音。每用一二丸，噙化，津液咽下"，"治消渴饮水，口燥舌干，咽喉不利，声音不清，伏暑口渴，夏月出行"等。本方系由《奇效良方》梅苏丸化裁而来，名"千里水葫芦"者，当为形容其生津止渴的功效卓著。这类含糖噙化丸剂，可谓良药不苦口，易为服者接受，得到宫中之人欢迎是可想而知的。此种剂型并非始于清代宫廷，元代许国祯《御药院方》中即有水葫芦丸和梅苏丸，与清宫上述二方用药虽有异同，功效、剂型、服法等却很相似。这类方药对于我们今天研究中药剂型、防暑方药乃至于疗效食品、保健饮料等都将有不少有益的启示。

（张文高）

代茶饮备受重视

在清代宫廷医药档案资料中，运用代茶饮法以治病和调理的记载很多，应用范围也非常广泛，形成清宫医案的一大特色。

代茶饮是将中药煎汤，或用开水沏，像日常饮茶一样频频饮服的一种中医传统服药治疗方法。这种治法有悠久的历史，其来源大约与我国人民的饮茶习惯有关。代茶饮法之所以受到宫中欢迎，有这样几方面因素：①服药较为方便；②药多轻灵精巧，性多平和，味多甘淡，良药而不甚苦口；③小量频服利于慢性病的防治，利于机体功能的调整，亦宜于长期坚持服用。

代茶饮在宫中的应用十分广泛，大致可以包括以下几个方面。

1. 用于轻症或慢性病的治疗。宫中皇帝、后妃等平素养尊处优，如遇身体稍有不适，就要召御医诊视。若病情较轻，或经常有轻微不适者，一般不愿服苦药重剂，御医就常用几味气味淡薄的药做代茶饮方调理。道光四年正月，皇后时有心烦，御医郝进喜诊之，用灯心五钱，竹叶一钱，煎汤代茶。此方清心安神除烦，在宫中经常使用。慈禧太后经常有"胃气欠调，消化迟滞"等脾胃症候，曾用炒谷芽二钱，生槟榔二钱，水煎代茶，亦曾用不少类似的代茶饮方，取其有养胃消食化滞的功效。

2. 对于病情较重者，用做辅助治疗，或做善后调理。例如，乾隆年间某年九月初，某阿哥之福晋患"内有滞热，外受风凉，头痛鼻塞，发热恶寒，身体酸软"之证，用疏解清热汤治疗后，"外凉已解，惟肝胃有热"，即以清肝和胃汤调理，后在用此方的同时，以"灯心一两，每次一钱，煎汤代茶"。灯心代茶饮能使上部郁热下行，而从小便排泄，用于滞热于内的辅助治疗甚有助益。又如道光三年四月，孝慎成皇后患“停滞受凉之症”，经“用药调治，诸症渐好，惟余热不净，胃气欠和”，御医赵永年等“议用清热和胃代茶饮调理”，处方是：竹茹三钱，麦冬三钱（去心），小生地三钱，花粉三钱，赤苓三钱，神曲三钱，焦楂三钱（研），谷芽三钱（炒），灯心五十寸，水煎代茶。此方养阴清热和中，既清余热，又和胃气，药性平和，频频饮服，用于疾病向愈之善后调理颇为适宜。

3. 有时也用于重危疾患的救治。这种情况下，往往难于按一般方法服药，少量徐徐服之，或能生效。如嘉庆十九年三月，玉贵人脉案记载：“脉息虚细无力。原系素有血枯筋挛之症，用药以来，抽搐虽止，惟病久耗伤气血，胃气过虚，昨服归脾汤，脉症仍如前，此由真气已亏，汤剂不能运化，病势重大。今议用参莲代茶饮调理：党参五钱，莲肉五钱，水煎代茶。”此后，又用加味参莲代茶饮（上方加茯神、龙齿）及元参麦冬汤代茶调治，而“抽搐渐止”，继用补益心脾之法，缓缓收功。光绪三十四年十月二十二日子刻，慈禧太后病势转重，“气虚痰生，精神委顿，舌短口干，胃不纳食”，此时服药已属困难，御医张仲元等只得拟“滋胃和中代茶饮”：竹茹一钱（朱拌），鲜青果十个（去尖研），厚朴花五分，羚羊角五分，水煎，温服。但是，对于这个濒死的独裁者，药物已难奏效。

4. 也常用于妇、儿科疾病的治疗。宫中后妃分娩之后，因不哺乳，故常用有回乳作用的代茶饮。如乾隆四十五年四月三十日，福晋分娩，五月初三日御医顾兴祖等拟回乳汤：生麦芽一两五钱，熟麦芽一两五钱，午晚二剂，煎汤代茶。生、熟麦芽同用为宫中回乳方的特点，至今，麦芽回乳仍为民间习用。由于小儿服药常有困难，故有时以代茶饮法治疗，这样可能较易于接受。乾隆三十五年二月出生的十一阿哥次女，次年三月患“风热发疹之症”，曾用“金银花一两，冲汤代茶”。用代茶饮方式服药治疗小儿疾病，符合儿童用药的特点，值得学习推广。

5. 用代茶饮法治疗口腔、咽喉及胃肠道的疾病，亦属常用。药液徐缓下咽，能更好地作用于局部而发挥药效，此法易获良好疗效，颇受宫中欢迎。如某年十一月二十一日，慈禧太后患咽喉肿痛后，“肺经稍有余热未尽，以致胸满作嗽”，即用清热代茶饮：麦冬二钱，焦楂二钱，杏仁二钱，陈皮二钱，焦曲二钱，水煎代茶。十二月十一日，“诸症已好，惟脾胃欠和”，而用和中代茶饮：橘皮三钱，竹茹二钱，缩砂一钱，水煎代茶。慈禧太后还用过“清肠代茶饮”：炒槐角二钱，枳壳二钱（炒），秋梨二个（去核），荸荠九个，甘草一钱，水煮代茶。

宫中广泛应用的代茶饮，就其处方数来说是非常多的，在此难以尽述。这里仅就其功效作如下归纳，并在每类中介绍方例，以使读者了解其大概。

第一类，补益类代茶饮。有补气、养血、滋阴之不同，但又常相互兼顾。

1. 补气类　常用人参、黄芪等，或兼以健脾和胃、养阴生津之品。方药如：

保元代茶饮：人参、制黄芪、炙甘草。道光朝全贵妃曾用此方。

人参须、老米，水煎代茶。慈禧太后曾用此方。

益气生津代茶饮：人参、鲜石斛、麦冬、鲜青果、老米。慈禧太后曾用此方。

2. 补血类　以当归、白芍、生地等组方，此类代茶饮方不若补气类代茶饮多。方例：

和胃代茶饮：当归身、川芎、白芍、生地、广木香、枳实、苍术、焦三仙。珍妃曾用此方。

3. 补阴类　清代宫廷中这类代茶饮方是非常多的，并有滋肾阴、养胃阴、补肝阴、养心阴、补肺阴等不同偏重，常用药如生地、玄参、麦冬、天冬、沙参、白芍等。方例：

滋胃代茶饮：绿豆、西瓜皮（去青皮）、香蕉（去皮）。此方有滋养胃阴作用。

光绪皇帝曾用的代茶饮方：干、鲜地黄，杭芍，归身，知母，云苓，山药，盐柏，酒芩，玄参，寸冬，泽泻。此方兼补肝肾之阴。

道光朝全贵妃曾用代茶饮方：玄参、桔梗、麦冬、甘草。有清肺养阴功效。

参苓代茶饮：沙参、块苓、天冬。乾隆朝定贵人曾用此方，有养阴兼扶脾之效。当时“定贵人脉息沉缓无力，原系肝阴不足之症。惟病后气血衰微，因循日久，以致脾土虚败，胃气日渐消耗，恐成虚脱之症”，而用此方。

第二类：调理脾胃类代茶饮。多有健脾养胃或滋胃和中之效，常配伍以行气、消食之品。常用药有茯苓、白术、陈皮、半夏、三仙、谷芽、砂仁等。多用于病后调理、培补后天。方例：

和胃代茶饮：生於术、茅术、茯苓、陈皮、金石斛、谷芽、建曲、广砂。此方调补脾胃，兼养阴消食，系光绪皇帝病后调补方之一。

嘉庆朝华妃曾用代茶饮：陈皮、麦冬、半夏曲。有和胃益阴之效，亦用于病后调理。

二神代茶饮：茯神、神曲。此系嘉庆朝玉贵人病后调理方之一，有健脾安神、消食和胃之效。

第三类：消导类代茶饮。均以神曲、山楂、麦芽、谷芽等消食化积药为主，或辅佐以健脾和胃清热之品。宫中因常食膏粱厚味之品，又少活动，易患饮食积滞，故此类方亦属常用。方例：

嘉庆朝三阿哥曾用代茶饮方：焦山楂、焦麦芽、焦神曲、益元散，引用灯心。此方为焦三仙加味，重在消导，兼能清热利湿，为病后调理方。

保元代茶饮：焦曲、谷芽、茯苓、南楂。嘉庆朝医案载“五阿哥喜痘八朝。浆满充足，头面周身，似有结痂之象，饮食如常，今议用保元代茶饮调理”。

第四类：解表类代茶饮。解表药多属辛散，不宜久煎，故宜于用代茶饮法，亦为宫中所常用。方有疏风解表，清热解表，宣肺解表之别。除常用发散风寒、风热的解表药外，尚酌情伍以清热解毒药或宣肺药。方例：

嘉庆朝五阿哥曾用代茶饮：苏叶、防风、葛根、桔梗、枳壳、荆芥、前胡、广皮、甘草，姜、灯心为引。五阿哥不满周岁，“外受寒凉”，“以致微热鼻有清涕”，用此方疏风解表，发散风寒以治疗感冒。

清温疏解饮：荆穗、防风、薄荷、花粉、酒连、牛蒡、玄参、桔梗、黄芩、马勃、连翘、人中黄，引用芦根。道光朝四公主曾用此方，由解表与清热泻火药组方，兼顾表里，疏风清热。

杏苏代茶饮：杏仁、苏梗、橘红、半夏、茯苓、枳壳、焦曲、焦楂、前胡、桑皮、桔梗、浙贝，引用生姜皮。此方属宣肺解表，道光朝和嫔曾服用。

第五类：清热类代茶饮。清宫医案中此类方亦甚多，有的兼有养阴、利湿、和中、化痰等作用，应用较广。此类方中有的只用黄连、灯心、金银花等单味药，或桔梗、花粉、桑白皮、菊花等两味药组方。其它许多复方只能简要举例介绍。

清热和胃代茶饮：竹茹、麦冬（去心）、小生地、花粉、赤苓、神曲、焦楂、谷芽、灯心。此方曾为道光皇后服用，有清热养阴、和胃消食之效。

导赤代茶饮：赤苓、生地、木通、石斛、灯心。此方亦见于道光皇后脉案，仿导赤散方义拟方，有清热利湿养阴的功效。

光绪皇帝曾用代茶饮方：云苓、茅术、广皮、槟榔、酒黄芩、花粉、银花、连翘、竹叶卷心、寸冬。本方以清热和中作用为主。

清热代茶饮：蒌仁、麦冬（朱砂拌）、竹茹。乾隆二十二年十二月，定贵人“痰涎上壅，气闭作抽”，御医拟此方有清热化痰养阴之效。

第六类：除湿类代茶饮。这一类方中又可细分为化浊除湿、理脾除湿、利水除湿及祛风除湿等方。常用利水、化浊、燥湿药，或兼伍行气、健脾、祛风药。兹选一则光绪皇帝曾用的代茶饮方：大腹皮、木香、砂仁、陈皮、炒枳壳、泽泻、木通、赤苓、宣木瓜、楂炭。此属健脾理气除湿方。

第七类：祛暑类代茶饮。包括清气祛暑、利湿祛暑及清暑益气等类代茶饮方，均有祛除暑邪的功效。如道光二十七年六月十一日，琳贵妃所用生津代茶饮，由沙参、麦冬、竹茹、益元散组成，有清暑利湿、益气生津、养阴除烦的功效，宜于夏季调理应用。

第八类：止嗽类代茶饮。如嘉庆年间医案记载有五阿哥“脉息浮数，系肺胃痰热，微受风凉，以致咳嗽有热，头项微热，今用橘苏代茶饮”。其药物组成为：苏梗、橘红、杏仁、桔梗、半夏、桑皮、枳壳、前胡、赤苓、葛根、浙贝母、防风，引用生姜。

第九类：安神类代茶饮。清代宫廷中也常用有安神宁心作用的小复方，以代茶饮法服用。如同治皇帝患天花时曾用安神代茶饮：茯神、炒枣仁、朱砂（冲）。慈禧太后临终时所用安神代茶饮则包括麦冬、枣仁、茯神等药，以补心阴、安心神。乾隆朝医案中还记载有福晋用枣仁、灯心或枣仁、麦芽水煎代茶，均以安神作用为主。

第十类：通便类代茶饮。例如治光绪皇帝大便秘结方："叭哒杏仁、松子仁、大麻子仁、柏子仁各三钱，共捣烂，滚水冲，盖片刻，当茶饮。"此方有润燥通便作用，用于素为阴虚体质的光绪皇帝是较适宜的。

其它尚有调气、截疟、治耳病及温中等许多类代茶饮，足见宫中代茶饮方剂的繁多。

从以上方例介绍可知，清代宫廷中广泛应用的代茶饮，其组方用药的总的原则虽不出一般中药方剂学的规律，但又确有其特色。其组方特点，除注重辨证和配伍严谨之外，选药精、总药量少是突出特色。其遣药特点有：药性多平和，药味多甘淡，或微寒微苦，常用益气、滋阴、和胃、消导、利湿、清热等类药，少用过于苦辛或温阳、峻下药，一般不用动物药或质地坚硬、难以浸出之药，每味药的用量也较小。

由于代茶饮具有许多独特和优越之处，而成为一种保持中医辨证施治特色，又易掌握和运用，节约药物、方便服用的服药治疗方法。代茶饮不仅受到宫中御医的注重和皇帝、后妃们喜用，也很值得我们在现代临床工作中重视。

（张文高）

宫廷中平安丸的广泛应用

清代宫廷中有一种从雍正、乾隆两朝就极受重视，到后来光绪、慈禧都曾服用的调理脾胃良药，那就是平安丸。

早在雍正年间，宫中就大量制作平安丸。据有关档案资料记载，雍正六年（1728）十二月初一日配制平安丸二百料，得丸九万丸，另旧存有一万七千三百丸，合计十万零七千三百丸。到雍正七年十二月初九日，一年稍多一点的时间就用去了九万三千九百丸，这一天又配制了平安丸六十二料，得丸二万七千九百丸。雍正九年二月二十六日又配制一百八十七料，得丸八万四千一百五十丸。两年多的时间内共配四百四十九料，得丸二十万一千零五十丸。

乾隆年间修合平安丸的数量也是很多的。据部分档案资料记录，乾隆六年五月二十三日起，至十四年五月二十一日，共合过平安丸一百五十料。乾隆二十年五月十一日、二十八年四月初七日、三十三年六月二十六日各又修合平安丸五十料。关于平安丸的用项，档案中记载着："（乾隆）十四年六月初一日起，至二十年五月初三日，赏西北两路驻防及各项取讨，通共用过平安丸二万二千九百七十四丸"，"（乾隆）二十八年四月初七日起，至三十三年六月初九日，赏给军营驻防及各项取讨共用过平安丸二万零三十九丸"。

在雍正、乾隆年间，平安丸的主要用项是作为恩典赏赐给高官重臣，同时亦赏给驻防军营一部分，这也是为维护其封建统治和保卫国土而采取的一种笼络将士军心的措施。平安丸中的药物，分属理气、健脾、消导、芳香化湿及温里等类，药性大多偏温，药味以辛为主，少数甘、苦，几乎都可入脾、胃经，部分入肝、肺、肾等经。本方中茯苓、白术、陈皮、草蔻、砂仁等药健脾和中而燥湿，能治脾胃虚弱、食欲不振、恶心呕吐、腹胀便溏等症；山楂、神曲、麦芽组成宫中习用之消食方三仙饮，与行气消积的槟榔一起发挥消食化积、和中健胃作用，善治饮食积滞、消化不良而脘闷腹胀的证候；青皮、陈皮、木香、香附、沉香、枳实、元胡、槟榔、砂仁、豆蔻等药理气止痛、行滞消胀，而治疗脾胃气滞、脘腹胀满疼痛、恶心呕吐之症；青皮、香附入肝经，又长于疏肝行气，而治肝郁气滞、胁肋胀痛；丁香、草果、草蔻和豆蔻等辛温之品有温中散寒、暖胃止呕之效，能治胃寒脘痛、呕逆恶心等症。总的来看，本方是一个调理脾胃的专剂，有行气健脾、和中温胃、消食化积、消胀止痛等功效。药属温平之性，故不寒不热。药多理气、消导之品，配以补脾健胃之药，因而通补结合，行气而不伤元气，补益而不滋腻。因而平安丸是一种平和而又颇具特色的宫中成药，既可治疗多种脾胃疾患，又能健脾和胃，有益于健康。正如《清太医院配方》中所评："此药不寒不热，药温平不损元气，久服健脾胃，和营卫，理肝脾之圣药也。"中医学认为，人以胃气为本，四季脾旺不易受邪，有脾胃为后天之本一说。久服此药则脾胃健运，消化有力，化源充足，气血旺盛，荣卫和调，则人自安和，平安无病，平安丸可能就是取此意而得名。朝廷赐此药给臣下，特别是给驻防在外的将士，还是有一定的实用价值的。

平安丸中所用药物以行气温中止痛和消导化积之品为多，所以本药除可用于一般脾胃虚弱者外，所治病症当以脾胃气滞、中焦虚寒或饮食积滞所致脘腹疼痛、胀满痞塞、恶心呕吐等症为主。如《清太医院配方》所指明："治九种心胃疼痛，抽掣引痛，时发时止，胸膈胀满，呕吐嘈杂，不思饮食，损伤脾胃，血气不和，升降迟难，大便干则胸中颇闷，大便稀则胸中颇快，食则痞塞，噎膈翻胃，气逆不舒，并皆治之。"当然，其它原因伤及脾胃者，在辨证求本治疗的同时，也可兼服平安丸以协助调理脾胃。例如，乾隆时期宫中档案中记载，乾隆十七年七月太医院御医张宗猷奉旨为正白旗副都统宗室德尔素诊病，病者呕吐、胸痛、烦渴、畏寒、手足逆冷，六脉弦紧，张氏分析病属内伤暑湿，过饮寒凉，寒暑凝结所致，即给用平安丸兼服正气温中汤调治。正气温中汤：藿香一钱，陈皮一钱，良姜一钱，苏叶一钱，半夏一钱五分，厚朴一钱五分，茯苓一钱五分，苍术一钱五分，甘草五分，引生姜三片，黄土水煎。

宫廷中所用中药一向特别注重质量，修合平安丸亦如此。例如，方中之沉香本来就是一种较名贵的药材，宫中配制平安丸时则强调用伽香。乾隆年间的一则奏折即涉及此事："（乾隆）六年五月二十三日起至十四年五月二十一日共合过平安丸一百五十料，用过伽香十八斤十二两，下存伽香四斤十两九钱，只够合平安丸三十七料用，今不敷用，相宜仍向造办处领取。谨奏。请旨。"雍正年间也常有为修合平安丸需用伽香而向皇帝请旨的事。有一次，所需伽香暂时告缺，雍正皇帝埋怨奏迟了，下旨说："伽香值甚么？他们奏迟了，若早奏一声要多少不得？着他们停停再合。钦此。"考沉香系瑞香科植物沉香或白木香的含有树脂的木材，而伽香则为这两种树近根部的含有多量树脂的木材。因而一般认为伽香的理气止痛等功效胜于沉香。慈禧、光绪所用平安丸方中用"落水沉"者亦当为此意。由此可见宫中用药之考究。

慈禧太后长期患有脾胃疾患，医案中常有食少难消、胸胁不畅、呕饮便溏等症的记载。光绪十年五月初九日，御医李德昌也曾为她拟平安丸方。

在光绪皇帝的医方中也有平安丸配方，其处方与慈禧太后所用平安丸完全相同。综观光绪之医案，以肾、肝两脏疾患为多，那么为什么用调理脾胃的平安丸呢？可能也是从脾胃为后天之本的认识出发，希冀健运脾胃，补益身体，增进健康。《慎柔五书》云："虚损诸病，久久皆属脾虚"，又谓："人之一身，生死系手脾胃……东垣云：补肾不若补脾，此之谓也。"从先天、后天的辩证关系考虑，光绪皇帝用平安丸也许对身体有所裨益。

（张文高）

扶正固本良药琼玉膏

琼玉膏见于方书已有八百年以上的历史，不仅是我国传统的扶正固本良药，在清代宫廷医药中也甚受重视。

在清宫较早期的医药档案中，就有不少关于本药的记载。如雍正六年十二月十六日，“御药房首领王洁、张尔泰钦遵上谕，合琼玉膏一料，净得二十三斤二两。赏公马尔赛多少斤两，不敢擅专，谨此请旨。”说明琼玉膏不仅受到雍正皇帝的重视，而且被作为由皇帝下旨赏赐王公重臣的珍贵之品。

雍正十二年，宫中记载有琼玉膏的配方和配制方法等：“生地黄十六斤，捣绞取汁十二斤；人参细末二十四两；白茯苓细末四十八两；白蜜炼去滓十斤。右和匀，入瓷缸内，以油纸五重、厚布一重紧封缺口，置铜锅内水中悬胎，令缸口出水上，以桑柴火煮三昼夜。如锅内水减，则用暖水添之，水满取出，再用蜡纸紧封缸口，纳井中置一昼夜取出，再入旧汤内煮一昼夜以出水气，取出，先用少许祭天地神，然后每取一二匙酒调服，不饮酒（者）白汤下，日进二三服。如遇夏日，置阴凉处，或藏水中，或埋地下……制时始终勿犯铁器，服时忌食蒜、葱、萝卜、醋、酸等物。”可见宫中对琼玉膏的配制、保存、服法和禁忌等，都有细致的要求。

宫中不同时期对本药的配方和配制方法的要求不尽相同。在一件题为“铁瓮先生琼玉膏”的配单上规定为：新罗参去芦八两；生地黄五斤五两三钱三分三厘有零，取汁；白茯苓去皮一斤三钱三分三厘有零；白蜜三斤五两三钱三分三厘有零，炼净。上伴人参、茯苓为细末，用蜜生绢滤过，地黄取自然汁，捣时不用铜铁器，取汁尽，去滓，用药一处拌，和匀，入银石器或好瓷器内，封用净纸二三十重封闭，入汤内，以桑柴火煮三昼夜，取出，用蜡纸数重包瓶口，入井中，去火毒，一伏时取出，再入旧汤内，煮一日，出水气，取出，开封，取三匙，作三盏，祭天地百神，焚香设拜，至诚端心，每日空心酒调一匙。原方如此，但痨嗽气盛、血虚肺热者不可用人参。

另外，据推断为清代晚年抄录的清宫药库配方底册《药库丸散膏丹配方》所载琼玉膏配方为“生地一斤，捣搅取汁；人参二十四两，细末；白茯苓四十八两，细末；白蜜十斤，炼去滓”。其配制方法等大致与前述雍正十二年者相同。

为考察琼玉膏的来源、配方等，查阅文献得知，本方始见于宋代洪遵辑《洪氏集验方》。洪氏系南宋医家，字景平，鄱阳（今江西波阳）人，生于公元 1120 年，卒于公元 1174 年，曾任翰林学士。该书刊于公元 1170 年，系汇集洪氏本人临床试用或传闻的验方。该书第七首方即“铁瓮先生神仙秘法琼玉膏”，其处方为“新罗人参二十四两，舂一千下为末；生地黄一秤十六斤，九月采捣；雪白茯苓四十九两，木臼千下为末；白沙蜜十斤”。就方中四味药的剂量比例而论，与本书所载此方比较，前述宫廷中雍正十二年配方仅茯苓量略少，而“铁瓮先生琼玉膏”配方则完全相同。另据查对，元代许国祯《御药院方》亦载有“铁瓮先生琼玉膏”，内容几乎完全与《洪氏集验方》相同。所以此方与雍正十二年配方基本属于遵古配方炮制，而晚清两配方则已有较大出入。

琼玉膏之方名，即示人此方之珍贵。在宫廷中有关本药效用的说明，亦多沿述前引洪氏之赞语，且复有“补百损，除百病”及“齿落更生”云云。以上说法虽有夸张不实之词，但从传统中医药理论分析本方，可知其扶正固本、益寿延年的作用，是有根据而可信的。组成本方之药，均属《神农本草经》所谓“主养命以应天，无毒，多服久服不伤人”，有“轻身益气不老延年”之效的上品药范围。君药生地黄，甘寒而养阴滋肾，清热凉血，生津润燥，《神农本草经》称“久服轻身不老”。人参味甘、微苦，性微温，大补元气，补脾益肺，养心安神，益智生津，《神农本草经》谓“主补五脏，安精神，走魂魄，止惊悸，除邪气，明目，开心，益智，久服轻身延年”。茯苓甘淡，性平，能健脾和中，养心安神，利水渗湿，有补而不峻，利而不猛的特点，《神农本草经》载本药“久服安魂养神，不饥延年”。蜂蜜味甘性平，润肺补中，止咳通便，《神农本草经》指出，有“安五脏诸不足，益气补中，止痛解毒，除众病，和百药，久服强志轻身，不饥不老”的功效。四药相合组方协同，金水相生，土旺生金，而有滋肾益肺，健脾养心，补气阴，生精血，安神益智等功效，故不仅可治疗虚劳干咳、咽燥咯血等症，中老年人常服当有补虚扶正，固本祛疾，延缓衰老之效。本方配伍严谨，兼顾诸脏，气阴并补，滋而不腻，适于久服，有益而无害，可谓补益良方。诚如《清太医院配方》中对本方方义的分析：“夫人心藏血，肾藏精，脾土为万物之本。精血充实，脾土健壮，则须发不白，容颜不衰，延年益寿，百病不生矣。而膏中之药，地黄为君，大能滋阴生血；损其肺者益其气，故用人参以鼓生发之元；虚则补其母，故用茯苓以培万物之本；白蜜为百花之精，味甘归脾，性润，且缓燥急之火；四者温良和厚之品，诚堪宝重”。

在清代宫廷中颇受重视的众多补益长寿医方之中，琼玉膏方中诸药亦常被作为组方的基础。如慈禧长寿医方中之长春益寿丹、保元益寿丹、五芝地仙金髓丹及乾隆皇帝所用固本仙方等，均有琼玉膏中诸药为重要组成部分。据对有关资料分析，人参、茯苓、地黄等药，在清代历朝补益长寿医方中，均属常用药之列。

近年来用现代科学的方法对中药的研究结果，对于琼玉膏及其有关中药也提供了大量资料。地黄有降血糖作用，故常用治中老年易患的消渴症有效，又有强心、利尿、保肝、抗炎及止血补血等作用。人参能提高机体的适应性和对有害刺激的防御能力，增强免疫功能，改善心血管系统功能，调节中枢神经功能，增强造血功能和性腺功能，降血糖，抑制癌细胞生长，延长人工培养细胞的存活时间。茯苓具有强心、利尿、镇静、降血糖及增强免疫功能和抗癌作用。蜂蜜中除含有葡萄糖、果糖外，尚有多种酶类、有机酸、蛋白质、维生素、生物活素、生物刺激素及四十多种痕量元素等，能发挥营养滋补强壮作用，并有抑菌和调整酸碱平衡等功效。上述诸药的药理作用，就是琼玉膏扶正固本祛病延年的科学基础。有人在研究琼玉膏的作用时，发现 65 岁以上的老年人血中具有免疫功能的 T 淋巴细胞比率明显低于青年人，血清中的免疫球蛋白 IgA 含量则明显高于青年人。若服用琼玉膏一个月后，则老年人 T 淋巴细胞数明显增加，血清 IgA 含量则明显降低，两者都已接近青年组水平。这种改善老年人免疫功能的作用，当视为琼玉膏扶正固本、祛病延寿的重要原因之一。

建国以后，上海、南京、武汉、福州、杭州、南昌、呼和浩特等地都曾生产过琼玉膏中成药，但各地的配方有所不同，如有以党参易人参者，有加沉香、琥珀者，加工制作方法有不少差异。研究清代宫廷中琼玉膏的处方、配制方法及应用情况，对这个扶正固本良方的进一步研究和开发应用当有助益。

（张文高）

受到宫廷重视的太乙紫金锭

光绪二十八年（1902），正是在八国联军入侵北京时仓促西逃的慈禧太后等返回京城后不久。在横遭侵略者铁蹄践踏的土地上，惊魂稍定的那拉氏又开始了骄奢淫逸的生活，并且着手赏赐那些自镇压了戊戌变法以来备受垂青重用的王公大臣亲信走卒。宫中成药太乙紫金锭就是赏赐品之一。据宫廷《流水出入药账》记载，这一年的二月十三日赏给荣禄太乙紫金锭七钱一锭者二锭，五分一锭者二百锭；五月初九日又赏一百锭，以后又曾于十月十三日、十一月二十九日各赏七钱一锭者二锭。五月二十九日赏袁世凯太乙紫金锭四百锭。五月初九日赏庆亲王太乙紫金锭二百锭，赏礼亲王一百锭。六月初四日赏给李莲英太乙紫金锭二百锭。由此可见太乙紫金锭这种传统的中医急救之剂，已经成为深受清代宫廷重视的宝贵之品。

宫中的这种赏赐，用去了大量的太乙紫金锭，仅在光绪二十八年五月初九日这一天，就曾赏诸亲王、公主、格格以及高官重臣等三十余人，多则二百锭，少则五十锭；五月十六日一次即赏给姜桂题八百锭，创赏赐此药之记录。为了赏赐及药用之需，宫中大量配制太乙紫金锭，据《流水出入药账》记载，光绪二十八年六月十八日奉旨合配太乙紫金锭二料，五分一锭，五千一百三十四锭；光绪二十九年五月二十四日，又奉旨合配太乙紫金锭四料，五分一锭，一万一千三百六十锭。由此可知宫中配制本药的规模。本药不仅在光绪年间深受宫中重视，以前各朝亦曾大量配制。例如，在同治年间有如下记载："同治六年五月十五日，小太监灵珊传旨，合紫金锭用麝香三两"，"同治七年四月二十五日，小太监灵珊传旨，合紫金锭用麝香九钱"，"同治十三年三月初九日，长春宫药房首领恒英传旨，合紫金锭三料，用麝香四两五钱"。

宫中之太乙紫金锭，即紫金锭，原名太乙紫金丹，又名紫金丹、太乙玉枢丹、玉枢丹、太乙丹、万病解毒丹、万病解毒丸、神仙万病解毒丸、神仙解毒万病丸、神仙追毒丸、解毒万病丹。据有关资料，本方最早出自宋代王璆撰《百一选方》，此书初刊于1196年。亦有注明本方出自《片玉心书》者，本书为明代万全撰，约刊于16世纪中期。本方由山慈菇、五倍子、千金子霜、红芽大戟等药组成，明代著名外科学家陈实功撰著的《外科正宗》所载之方则增加朱砂、雄黄各三钱。宫中光绪二十九年五月十四日方与《外科正宗》方药味相同，只是剂量有些出入。我国药典已经收载紫金锭方，药味同《外科正宗》方，剂量比例略有差异。

从药物作用分析，可知本方具有解毒辟秽化浊，活血散结消肿，清热安神开窍等功效。本方中虽然用有猛峻有毒之药，但含量较小，且兼用收涩与攻泻之药，解毒与有毒之品，故有可能减小、限制其毒副作用，而发挥治疗作用。由于具有如此广泛的功效，本药的应用范围是很广的，既可内服，又能外用；既能用于救急启闭开窍，又可防治时令病、瘟疫病等，有谓本药“解诸毒，疗诸疮，利关窍，治百病”，所论似不为过。宫中记载，曾详尽地引述了太乙紫金锭所治病症：“治一切饮食药毒、虫毒、瘴气、中恶，河豚，死牛、马、驼等诸毒”，以及治诸蛊肿胀，痈疽发背，对口、天泡，无名疔肿，阴阳之毒，伤寒心闷，狂言乱语，胸膈壅滞，瘟疫喉闭寒疾，传尸痨疾，心气痛并诸气痛，疟疾，癫、狂，中风中气，骨节风肿，遍身疼痛，自缢溺水，痢疾泄泻，肚腹急痛，霍乱绞肠痛，诸痰症，头痛，牙痛，小儿急热惊风，五疳五痢，妇女经水不通，跌打损伤，烫火伤，恶虫，疯犬所伤等。并述明若干随证调引的服药方法，临证应用时可资参考。正因为本药有这样广泛的实用价值，而特别受到宫廷的重视。只是这种尚有实用价值的赏赐之品落在达官贵人手中，未必会有多少发挥实际效用。宫中档案资料也还记载着赏给兵丁、抬夫等太乙紫金锭的事，但是数量却很少。大概有许多需要此药的宫中“下等人”也只有望药兴叹了。御医有时也会被赏赐此药，但数量少得可怜，例如光绪二十九年闰五月十二日赏姚宝生太乙紫金锭二锭。可见在清代宫廷中像御医这类为帝后服务的知识分子，其地位也是十分低下的。

太乙紫金锭也是宫中医疗用的重要成药之一。上至皇帝、太后，下至宫中一般人员，都常用本药内服或外用治病。慈禧太后晚年曾久患面肌痉挛症，据分析那拉氏使用本药亦有可能是为治此痼疾而用。且记载着用暖酒磨服本药可治口眼歪斜、牙关紧急等症。光绪皇帝也经常用太乙紫金锭。据《流水出入药账》记载，光绪二十八年五月二十六日，“上用太乙紫金锭五分一锭二锭”；同年十月二十九日，“上用太乙紫金锭五分一锭十二锭”；光绪二十九年正月二十日，二月十六日，三月初八日、初十日，十一月初五日、初八日，光绪三十年二月初八日、初九日、三十日，三月十三日等又合计用每锭七钱者八锭，每锭五钱者四锭。在光绪皇帝的脉案中还记载有外用紫金锭治疗皮肤病的用法。某年春，光绪心胸间皮肤起红疙瘩，不甚痛痒，精于外科的御医任锡庚诊之，认为不是疔疮，即微疼亦不过郁热所致，即处方以紫金锭醋研涂之。紫金锭善解毒消肿疗疮，醋研更加强散结消肿之效。后来，这位御医又为光绪拟敷药方：紫金锭醋研浓，加入蝎尾细面五厘，临时合匀。此方又增入解毒散结祛风定痛的蝎尾，“以毒攻毒”，外用以疗疮肿当更有效。宫中其他人用紫金锭疗病更是常有的事。

清代宫中还有一种神仙解毒消瘴丹，据《药库丸散膏丹配方》所载之方，由九味药组成，即太乙紫金锭之七味药加全蝎、山豆根。这是一种将诸药研细面，用糯米糊为丸、雄黄为衣的丸剂，每丸重三钱。此丸较之紫金锭加强了清热解毒利咽、解痉散结止痛等功效。但总的来看，两者之功效应用均当相似。据宫中资料，从乾隆三十二年六月十四日至三十三年六月十五日期间，宫中的外药房共修合过神仙解毒消瘴丹五次，得丸八千八百五十丸。可见此丹在宫中也曾有过广泛应用。

紫金锭在临床上内服多用治感受外邪或食物中毒等引起的恶心呕吐、腹痛泄泻等症，包括夏秋季节瘟疫、中暑等。急性胃肠炎呕吐泄泻、急性胆囊炎之呕吐以及流行性脑脊髓膜炎等病都曾有用本药治疗者。小儿痰壅内闭所致神昏、惊风、气促等症亦有用本药治疗者。临床上还可用本药外敷治疗痈疽疔疮、结核肿毒、虫蛇咬伤等症。腮腺炎、淋巴结炎等病可外用本药治疗。由于本药成分中含有猛峻有毒之品，所以应注意内服时不可过量，亦不宜长期持续服用，防止蓄积中毒。怀孕妇女忌服本药。

（张文高）

清宫医方中丰富多彩的药引

清代宫廷医案中有一重要特色，就是重视药物归经的理论，特别是广泛使用药引，其药引之丰富多彩，在古今方书、医案中都属罕见。

归经，这是中药学理论的重要组成部分之一。把归经和中药的性味（四气、五味）以及补泻、升降浮沉等认识结合起来，构成中医对于药物性能比较全面的概念。归经的基本概念是指中药对人体的脏腑经络不同部位具有特殊的选择作用。“归”是指药物作用部位的归属，“经”是指五脏六腑十二经络。某种中药归某经，就表示该药对这一脏腑经络的病症有明显的选择性作用。例如朱砂是一味重镇药，入心经，有镇定心神的功效，能治疗心神不安、惊悸不寐的症候。归经理论是在古代医家不断临床实践的基础上逐步认识和总结出来的。在《内经》和《神农本草经》里就可以找到关于归经的某些线索。生活于十二世纪的我国金代著名医学家张元素（字洁古），在深入研究药物性能的基础上，正式奠定了中药归经的基础理论。在他所著《珍珠囊》、《医学启源》等书中，提出了“十二经及随证用药之法”，将十二经与药物的关系作为药性的一部分，并总结了“引经报使”理论。经后世的李东垣、王好古、李时珍直到张山雷等提倡、补充和发扬，归经理论得到中医药学界的公认并日趋完善。

归经理论的实用价值早为许多医家所重视，有谓：“用药不知脏腑经络，举手动笔便错。”清代宫廷的御医在其医疗活动中更是广泛而深入地实践了归经理论。他们虽没有留下什么系统的理论论述，但从大量清宫医案中可以看出他们在选药组方治疗各类病证时都是非常重视药物归经的。清宫医案在这方面的一大特色，是几乎每首煎剂处方必用“引经报使”的药引，而且药引种类繁多、丰富多彩。就医案所见，御医处方所用药引取材极为广泛，药味有少有多，所起作用有所不同，也有方书中罕见的特殊或贵重药引，粗略统计药引竟有上百种之多。这种情况在历代方书、古今医案中都是极少见的。这里仅就其药引的丰富多彩分别举例作点滴介绍。

药引取材广泛

草木、金石、虫介、菜食等各类中药均可作为药引，以下是部分医案中所见有代表性的药引。草木枝叶花类如灯心、薄荷、藿梗、甘草、竹叶、桑枝、香附、石斛、芦根、桑叶、荷梗、菊花、银花、竹茹等。瓜果种仁菜食类如瓜蒌、金果榄、乌梅、杏仁泥、苡米、小枣肉、龙眼肉、秋梨、山楂、鲜姜、香蕈、冬笋尖等。金石类如代赭石、白矾、伏龙肝、元明粉、磁石、朱砂等。虫介角类如地龙肉、生牡蛎、羚羊角等。加工类如柿霜、神曲、午时茶等。

药引使用多寡不一

常以单味药为药引，也有用两味药、三味药或多味药作药引者。

单味药引：这种情况在清宫医案中较多见。例如光绪皇帝肝肾素亏，常有耳聋之苦，御医所拟治耳聋方由生地、白芍、怀牛膝、丹皮、知母、广皮、枳壳、黄柏、泽泻、防风、黑豆皮等药滋阴平肝清火，兼健脾养血祛风除湿，而用活磁石作药引。磁石入肝、肾二经，能益肾镇纳，平肝潜阳，可治肝肾阴虚、虚阳上扰之耳聋。此药为引深合中医关于肾开窍于耳、肾虚则耳聋等理论。又如道光四年十二月十九日，全贵妃患肺病咳嗽，脉息滑数，身热咽痛，御医张永清等诊为“火铄肺金之症”，除用羌活、防风、苏梗、生地、麦冬、桔梗、知母、黄芪、甘草等组成清金代茶饮外，并以芦根为引。当时全贵妃妊娠而患咳嗽，用药十分谨慎，除解表止嗽外，侧重养阴退蒸。芦根性味甘寒，入肺经，功能清肺热，生津而不恋邪，故作为药引用于火铄肺金咳嗽之症甚宜。

双味药引：这在一般方书、医案中比较少见，而宫中之医案中却记录有不少这样的例子。例如有一则医案记载："丽皇贵妃脉息浮弦而滑，昨服疏解正气汤，风凉微解，表症稍减，夜间得寐。惟寒热如疟，胸胁胀闷，痰壅气逆，频频作嗽"。御医李万清认为"此由心肝气郁，挟饮乘风，上舍于肺所致"，而用顺气化痰汤佐以宣风理肺之品治疗，除用麻黄、杏仁、桂枝、甘草、生地、当归、白芍、川芎等药外，用木香六分、半夏一钱为引。此方由麻黄汤合四物汤，诸药多为入肺、肝、心经，能发表宣肺、养血补血，而药引两味俱入脾、胃经，盖脾为生痰之源，痰湿恋脾，半夏、木香能燥湿行气化痰，可见这两味药引在此顺气化痰汤中起重要作用，而且对于痰壅气逆、胸胁胀闷等症亦为不可缺少之药。又如乾隆三十八年正月初八日，绵志阿哥患天花已三天，御医蔡世俊等用活血助长汤调治，方用生地、当归、丹皮、陈皮、牛蒡子、赤芍、川芎、南楂、连翘、僵蚕、白芷、紫草等药，滋阴养血，清热解毒，疏表透疹。另用香蕈三片、冬笋尖三个作药引。这两种药引都具有升发、"向上"之性，在本方中作药引既可助透疹发表，又可作热病后之营养调补。

多味药引：用三四味药作药引，这在一般方书、医案中是极少见的。光绪三十三年的《本库用药帐》中记有一方以红枣四个、杭芍四钱、熟地五分为药引，三药分别入脾、肝、心等经，能补脾养营、补血益阴，用于营血、气阴虚损者大有助益。宣统五年四月十六日（宫中纪年，下同）端康皇贵妃（即瑾妃）患“咳嗽、头闷、中满、口渴、体倦”等症，御医石国庆拟疏肝理肺、清解止嗽之法调理，药用前胡、川芎、麦冬、瓜蒌、半夏曲、杏仁、桑皮、枳壳、橘红、苏子、浙贝、甘草等，以酒条芩三钱、苦桔梗二钱、鲜姜一片为药引。三药俱能入肺经，辛开苦降，调理气机，对于理肺止嗽发挥重要作用。宣统十一年四月初七日端康皇贵妃又患“肝经气道欠调”之症，御医赵文魁等诊之，“拟用和肝清热活络法治疗”，方中药引为羚羊角一钱五分(先煎)、橘络三钱、胆星二钱。三味药引能清泻肝胆实火而又疏肝和络、调畅气机，故用治肝经之病，与“和肝清热活络”之治则甚为相宜。慈禧太后素有脾胃之疾，医方中有用焦三仙为药引，以开胃消食。光绪二十四年六月二十二日，也就是戊戌变法的“百日维新”之第十二天，光绪皇帝的脉案记载着他“消化仍慢，中脘有时嘈杂，耳鸣烘烘，面上疙瘩未消，多言劳乏，气促壅闷，有时咳嗽，手仍发胀，睡卧沉实则腰痛较甚，身体软弱，懒于行动，腿踝酸痛，筋脉不和”，御医庄守和等面对此繁杂症状，用益气养胃健脾饮调理以培补后天之根本，兼用滋肾养肝宁心等药，并用金毛狗脊三钱、宣木瓜三钱、炒谷芽三钱、竹茹二钱为药引。四味药引分别有壮腰健肾、祛湿舒筋、健脾开胃消食、清热和胃等功效，以入脾、胃经为主，兼有入肝、肾、肺经者。可见使用多味药引是针对病情复杂、涉及脏腑较多者，有利于全面照顾调治。

药引发挥不同的作用

从前面的例子中已可看出，药引在不同方中所起的作用虽在“引经报使”方面有其相同的意义，但又各发挥其不同的具体作用，有的是加强基本治则的效果，有的是照顾复杂病情，也有的兼有调味或滋补作用，后者亦为宫中药引的特色。药引调味即用来矫正药味，有用芳香理气之品，如砂仁、陈皮等，较多用的是甘甜之品，如蜂蜜、红枣、甘草等。道光二年六月十九日和妃病“暑湿停滞，受风之症”，“脉息沉实”，“大便未行”，御医崔良玉等诊为“由燥滞过盛”所致，以加味承气汤攻下治疗，并用红蜜一茶匙为药引，除有润肠作用外，又对苦寒之承气汤的药味有一定的矫正调味作用。有滋补作用的药引除蜂蜜、红枣之外，还有香蕈、冬笋以及燕窝这样的高级营养品。例如嘉庆年间的医案中，御医苏钰等诊五阿哥“天花七朝”，“议用养血保浆饮”治疗，其药引用燕窝三钱。燕窝功能养阴润燥，益气补中，《本草求真》称其“为药中至平至美之味”。本案中可能取其养阴作用，以益于病体之恢复。

特殊药引种种

宫中医案中还有一些通常临床极少应用，古今方书、医案中亦甚罕见的药引，可以分为以下几类。

（一）成药为药引

如光绪三十二年二月十三日，慈禧太后“脉息左关稍弦，右寸关沉滑。胃气壅滞，头目不爽”，御医庄守和等拟升清降浊之法调理，用枳壳、厚朴、元明粉、甘草四药，引用一捻金八分，水煎服。一捻金原为小儿常用之成药，《清太医院配方》小儿门有小儿一捻金。此药能清热通滞，给西太后服用当是为治其中州阻滞、气机不得升降之证。有一次瑾妃病重，“脉息左关弦细，右寸关沉伏，抽搐未止，痰涎壅盛，气息尚闭，神识不清，仍觉筋惕肉颤”，御医张仲元等会诊后急用调肝化痰止抽之法调治，其中以“琥珀抱龙丸一丸煎”为引。《清太医院配方》小儿门有朱黄琥珀抱龙丸方，有镇静安神、化痰止抽功效。此丸为药引，有化痰止抽之力，与立法一致。医案中还有以益元散等成药为药引入煎的记载。

（二）贵重药引

皇帝及后妃等医案中还可见到某些价格昂贵的特异药引，除前已述之燕窝外，还有以赤金为药引者。乾隆皇帝在六十三年十二月十日至十二日，有“心气不足”，“神气恍惚，梦寐不宁”，“少寐不宁有热”等症，御医沙惟一等“议用镇阴育神汤”及其加减治疗，两次方中均"用赤金一两同煎"为药引。赤金作为一种药能入心经，有镇惊安神宁心之效。乾隆经服药治疗，十六日脉案称"心气安宁"，大约是药已见效。以赤金为药引虽不能否认其可能的治疗功效，但平民百姓又有谁能用得起？不用赤金而以其它镇心安神药为引大约也能取效。所以此类药引当有显示帝王之尊贵显赫之意。

（三）虫类药引

如光绪皇帝在某年三月曾因"湿热下行于经络，致作足跟疼痛"，"上蒸湿热则作耳鸣"，"运行滞塞，转疏迟化"，御医郑敏书拟方用石菖蒲、赤苓、杜仲、菟丝子、宣木瓜、茵陈、牛膝、丝瓜络、石决明、黑栀仁等药以利湿清热、疏肝活络，而药引用"蚯蚓一钱土炒"，更能入肝经而清热通络。蚯蚓即地龙，性味咸寒而又降泄，能入肝经，又善走窜钻穴，故能清肝热、熄肝风，又能活络而通窍，治光绪湿热足跟痛、耳鸣等症是很相宜的。此种泥土中钻行的蠕虫，一般认为是肮脏龌龊之物，不常作为药引用，而御医竟用之为皇帝的药引，可见其遵循中医药基本理论而又以疗效为重的特点。在其它的宫中医方中亦见有以"地龙肉二钱"为药引者。

（四）人的排泄物作药引

如道光皇帝的全妃（即后来的孝全成皇后）在道光三年十二月初三日，因"半产之症"，"腹胁疼痛恶露渐行"，"脉息缓涩"，御医张永清等拟生化汤调治，药用川芎、桃仁、山楂炭、全当归、红花、香附米、炮姜、益母草、泽兰、炙草等，"引用老酒、童便各半盅兑服”。让皇帝的宠妃服一般人认为龌龊不堪入口的童便作药引，这是因为中医学认为此药有“止血消瘀”的功效。由此可见对疗效之追求确是宫中御医诊病处方的基本宗旨。至初三日之未刻及酉刻，全妃所服之药也均以童便为引，初四日以后即恶露得去。不可否认，这样取得良好疗效的医方中，特殊药引发挥着重要的作用。

宫中药引还有一个特点，就是常用新鲜的植物药为引。医案中常见者如鲜姜、鲜荷叶、鲜银花、鲜青果等。例如慈禧太后曾因“肝胃欠和，消化较慢，食后嘈杂，眼目不爽”而“以益气和肝法调理”，药用人参、麦冬、五味、羚羊角、谷芽，“引用鲜银花”。银花味甘性寒能清火，鲜用还有芳香气味，更增加了药引的特色。

（张文高）

谈谈御医对大黄的应用

大黄，这是一种公认的苦寒通下、破瘀泻火的猛峻之药。如果说在宫廷中大黄也是一种常用且耗用甚多的药物，甚至于皇帝、后妃等也常使用，不少人可能还难以置信。然而，从大量的宫廷医药资料来看，实际情况确实是如此。据宫中档案记载，同治六年正月初一至三月二十九日的三个月中，外传咀片药共一百三十五味，计重六百九十三斤五两八钱。其中大黄与熟军（熟大黄）合计用九斤，从数量上来看仅次于蜂蜜、灯心、麦冬、神曲、山楂、薄荷、麦芽等七味，列第八位。以后的三个月中，外传咀片药共一百三十一味，计重一千三百四十四斤十五两二钱五分。其中大黄与熟军合计为十九斤四两，占第十位。由此可见大黄在宫中耗用量之大，实在超过一般人的想象。

御医之所以注重使用大黄，是由该药的功效和临床应用，以及宫中帝、后等人患病的某些特点所决定的。本药性寒苦泄，入脾、胃、大肠、心包及肝经，具有泻下通便、攻积导滞、泻火凉血及破血逐瘀通经等功效。早在《神农本草经》中就记载有大黄多方面的功效："主下瘀血，血闭寒热，破癥瘕积聚，留饮宿食，荡涤肠胃，推陈致新，通利水谷，调中化食，安和五脏。"由于大黄有广泛的治疗作用，宫中上至皇帝、太后，下至宫女、太监，不论是花甲老人，或是幼童，凡有里滞内存，或实火血热，或瘀滞经闭等症，御医处方中常以大黄为重要之药。特别是宫中后妃等人，终日饱食肥甘厚味，又四体不勤，很少活动，大多有食滞肠胃、腹胀便秘等症。因此常用大黄通腑导滞以治病，实与御医治疗对象之生活饮食、体质病证的特点有关。

大黄用于攻积导滞、消导通利，在宫中医案中属较多见者。这类医案多属里实之证，御医每以承气汤类方化裁治疗。如嘉庆二十五年三月二十三日，二阿哥福晋因湿热积滞不清，脉息沉实，而服调中化滞汤（制香附、川郁金、枳实、酒军、黄芩、焦芍、厚朴、缩砂仁、楂炭、焦曲、木香、炒栀、甘草，引用干佛手、灯心，外加元明粉冲服）。当晚脉案记载：“服调中化滞汤一服，现已行动，无需再进二服”，改用“补中安胃汤调理”。可见御医在运用通下之剂时注意中病即止，防止伤正。

大黄泻下导滞，效果可靠而迅捷，有谓：“大黄气味重浊，直降下行，走而不守，有斩关夺门之力，故号为将军。”宫中御医诊病，凡遇有应用大黄的适应证，不论老幼，纵然是“至尊之体”，亦能放胆使用。光绪三十四年三月，年逾古稀的慈禧太后患病“肝胃气道欠畅，蓄有积热”，而“眼目不爽，食后嘈杂”。御医张仲元拟调胃承气汤（酒军、元明粉、甘草），予慈禧“水煎数沸，空心温服”。此方清肝火，除积热，驱邪通滞，用之于年高体弱的慈禧，似属张子和所谓“若先论攻其邪，邪去则元气自复也”。年仅六岁的宣统皇帝逊位前不久也曾用过大黄。宣统三年七月二十七日脉案记载：

皇上脉息左关沉弦，右关滑而微紧，寒湿稍化，惟胃口壅滞，尚未下行，以致腹中作痛，有时恶心，手心发热，口粘无味，谨以调胃化滞之法调理：

焦楂炭三钱　鸡内金一钱半　茯苓三钱　熟军一钱五分
引用一捻金一钱五分，水煎服。

由此可见，御医治病不仅谨慎认真，而且精通医理药性，十分注重实效，处方用药每以中病为准，倘有积滞，如大黄之类猛峻药亦应用不忌。可见御医并非只知滋补的平庸之辈。

凡有实热火邪或血热妄行之症，宫中御医也常用大黄治疗，以清热泻火凉血。如光绪朝总管崔玉贵（据说此人即把珍妃投下井者）脉案记载：

总管玉贵脉息左寸关弦数，右寸关滑数，伏热在内，肝气上逆，以致午后发热，呛咳胸痛，烦躁口渴，时作鼻衄，拟用泻热降逆之法：

黄连二钱　黄芩三钱　杏仁四钱　酒军四钱　引用白茅根二两熬汤煎药

此方系《金匮要略》泻心汤加味，能泻火解毒，化湿泄热，凉血止血，治伏热内炽，迫血妄行之衄血甚为适宜。

宫中还常用大黄治疗下痢。痢疾古称滞下，多因肠胃滞热，或属湿浊阻滞中州。其治疗方药中常有大黄，以其清热导滞的功效，可治积滞泻痢、里急后重之症。乾隆朝循嫔脉案记载："脉息沉弦，系暑湿留滞凝结，今因外寒所困，以致身热酸软，腹胀满闷，大便下痢，议用香连仓廪汤"，药用羌活、独活、柴胡、苍术、赤芍、厚朴、木香、黄连、生军、槟榔、枳壳。本方除湿清热与行气导滞相结合，有"通因通用"之意，为宫中治湿热痢常用之法。宣统二年五月，总管春恒患外感下痢症："脉息浮滑近数，系胃蓄湿滞，兼受风凉，致成时痢，今用疏解调胃之法调治"，方中有酒军三钱，余有羌活、防风、荆芥、葛根、薄荷、花粉、酒芩、姜朴、枳实、槟榔、生草及鸡内金（药引）。本方能解表清里，治疗外感风凉、内蕴滞热作痢者较宜。此方加减治疗三日即已收效，医案谓："里滞颇化，下痢已止。"

大黄在宫中的另一重要应用是治疗闭经和月经愆期。宫中后妃等人常患月经病，所用调经方中常有大黄。据光绪年间的《老佛爷用药底簿》，大约在慈禧中年后所用的通经甘露丸，其中就有熟军。其用量与当归、莪术、三棱相等，仅次于香附而居第二位，可见大黄被用为通经调经之要药。慈禧所用的另一调经医方“乌金丸”，也含有熟大黄。咸丰朝贞贵妃曾患“荣分未行”、“冲任之脉闭塞”，御医为她配活血通经丸常服，其中也有酒军。乾隆朝禄贵人曾患“肝肺饮热，气道不宣”，治疗后仍“荣分有热”，御医给予“凉膈调荣汤调治”。方中除酒军二钱外，尚有当归、赤芍、丹参、炒栀、黄芩、连翘、元明粉、枳实、生地、甘草及荷蒂（药引），有清热活血以调荣的功效。

御医处方中大黄的用量，多是每日二三钱，有时还要更多些。道光十一年十月十六日至十九日的四天中，祥妃曾用苍术二两，大黄二两，大约每日用大黄量达五钱之多。道光二十八年正月十一日佳贵人的医案中，也有用苍术一两，大黄五钱，配服平安丹的记载。更有甚者，道光十二年十二月初八日，四阿哥“用苍术一两，大黄一两，配平安丹调理”。从对大黄用量的掌握来看，也可见御医中不乏有胆有识之士。

宫中有时还以大黄作为煎剂的药引，这在一般临床是少见的。光绪皇帝有一次患病，“眩晕时轻时重，口渴耳鸣，左胁微痛，步履无力”，“脉息左部沉弦而细，右寸关沉滑”，御医张仲元等分析，“总缘阳气郁遏，腑气不通所致”，拟“宣郁化滞之法”，除用生杭芍、生桑皮、元参、菊花、瓜蒌仁、甘草、厚朴等药外，“引用元明粉一钱，后煎，酒军一钱五分”。硝、黄为药引，通腑降浊，在本方中起重要作用。光绪二十一年闰五月，与珍妃同被降为贵人的瑾妃，患疟疾经治疗减轻后，曾服滋益化痰健中汤调理，其药引为郁李仁三钱与酒军三钱，可能与其有“大关防下有粘滞”的症状有关。除用于煎剂之外，宫中也常用大黄代茶饮，作为日常调理，有清热、通腑、健胃之效，所用剂量也有大至每日五钱者。

宫中应用大黄还十分注重炮制，就御医处方中所见，有生大黄（生军）、熟大黄（熟军）、酒制大黄（酒军）及大黄炭（军炭）等。《药品辨义》谓：“大黄生用则能速通肠胃，制熟用酒，则性味俱减，仅能缓以润肠”。宫中对大黄的运用符合传统的中药炮制理论，其中较多使用酒军、熟军，而生军、军炭较少用。据近年的药理研究，生大黄小剂量即有明显的泻下作用，内服后很快出现泻下，次数较多，以稀便为主；酒炒、醋炒大黄泻下效力降低30％左右；酒炖大黄（熟军）泻下效力降低95％左右，且泻下出现时间明显延长，次数明显减少，多为软便，但其抑菌效力与生品相近，且无服生大黄后所引起的恶心、呕吐、腹痛等副作用；大黄炭几乎无泻下作用。大黄炮制品泻下效力的变化，与所含泻下活性物质番泻甙等对热不稳定有关。据研究，大黄及其炮制品无论泻下效力强弱，在同等剂量下，其泻下物干重基本一致，且随给药剂量加大而泻下物增多。因此酒军、熟军等既缓和泻下，减少副作用，又同样可达到排除肠内积滞或清热解毒消炎抑菌的目的。御医习用这两种大黄炮制品，对于体质较虚弱或慢性病而经常服药者更为适宜。从大黄炮制品的应用也可见御医用药之妙。

清代宫廷中还常用一些以大黄为主药的成药，最有代表性的有清麟丸、九制大黄丸、三黄丸等。

清麟丸甚受宫中推崇，《清太医院配方》谓："此药清气安神，专治男妇老幼三焦积热，五脏伏火，风热上攻，头目疼痛，咽喉不清，痰火吼喘，口燥舌干，脏腑积滞，二便不利，鼻口生疮，牙疼耳聋，嘈杂恶心，红白痢疾，鼻血溺血，肠红下血，热嗽痰实，宿酒停毒，胸膈不开，风瘫蛊胀，一切诸症，并皆治之。每服三钱，随症调引。"宫中配制此丸，是用生大黄经复杂的炮制而得，要经过黄酒蒸、黑豆汁蒸、绿豆汁蒸、桃叶汁蒸、厚朴熬汁蒸、灰头菜汁蒸、麦芽熬汁蒸、香附熬汁蒸、车前草汁蒸、白术熬汁蒸、桑叶汁蒸、陈皮熬汁蒸、半夏熬汁蒸、牛乳蒸，每次蒸用汁浸一宿，计蒸十四次，蒸时均用松柏枝铺甑底，一次一换。新松柏枝蒸毕，晒干为细末，炼蜜和丸，每年春夏间可配。如此制法亦载于宫中《丸药配方档》。目前市售的清宁丸，按《全国中成药处方集》所载"北京方"，与宫中配方基本一致，但其炮制方法却要较宫中简化得多。如果遵照宫中方法配制，也许能更发挥其特异功效，值得深入研究。

据《清太医院配方》及《丸药配方档》所载，九制香附丸由熟军、当归、火麻仁，用黄酒制，蜜和丸。据称："此药润脏腑，滋血脉，祛风痰，消滞火，调理肠胃，壅积痰滞，郁结不散，聚块疼痛，燥热不通，三焦火盛，呕吐噎膈，宿酒宿食，不能消化，并皆治之"。又谓："服经一月，痰滞尽消，精神爽健，夏月无困；三月耳目聪明，饮食多增；服经一年，百病消除。"此说似有夸张不实之词，但大黄制剂可祛病保健并非不可信。山东省阳谷县有一位从事中医临床五十余年的赵凤金老大夫，在接近老年期后二十余年，每月坚持服清宁丸 30 至 150 克。据称，不仅能防病治病，"同时，对于增加食量，调和气血，健壮体质，亦收到意料不到的良好效果"。这位老中医认为大黄能通腑降浊，增进食欲；抗菌、抗病毒，增强免疫功能，调和气血，疏通经络，因而可作为老年抗衰延龄的药饵。近来焦东海等人报告，经研究表明大黄能显著延长高脂血症豚鼠的寿命，似有延长致癌鼠寿命的趋向，对人体免疫功能有调节作用，能降低高胆固醇及高β脂蛋白血症。可见，大黄制剂的抗衰延年作用是有其药理基础的。

宫中还有一种三黄丸，是由大黄、黄芩、黄柏等量，共研细末，水泛和丸。《清太医院配方》称本药"治三焦积热，咽喉肿闭，口舌生疮，心膈烦躁，小便赤涩，大便秘结；或平日过用辛热厚味，以致脾胃积滞，诸火上炎，一切实热有余之火，并皆治之"。古方有三黄丸，如《千金翼》卷十九方，《太平惠民和剂局方》卷六方及《银海精微》卷上方，皆由大黄、黄连、黄芩三味药组成，其药味都与《金匮要略》泻心汤相同。清宫三黄丸则易黄连为黄柏，其泻三焦之火的功效基本一致。

清代宫中这几种以大黄为重要成分的丸药，主要适用于各种实热积滞便秘等症，对于气虚滑泻者或孕妇均不宜服。服用成药也要以辨证施治原则为指导，这是应引起我们特别重视的。

纵观清代宫廷医案中大黄的应用，其范围之广泛，炮制之讲究，剂量之斟酌，用法之多样，临证之配伍，均有其独特的经验。通腑泻下法的运用也成为清代宫廷医药的重要特色之一。由此可知，御医在宫中治病绝非囿于滋补一端，而是崇尚实效，颇具水平。这些都值得我们借鉴，并从临床和基础研究两方面深入探讨。从宫中运用大黄的经验来看，本药不愧为历代医家所推崇的一味“出将入相”的良药，明代著名医家张景岳将大黄与附子列为“乱世之良将”，与“治世之良相”人参、熟地共称“药中之四维”，认为“病而至于可畏，势非庸庸所济者，非此四物不可”，这是颇有见地的。但是，临床运用大黄时，还应特别注意病之虚实和禀赋体质等因素。《本草崇原》谓：“西北之人，土气敦厚，阳气伏藏，重用大黄，能养阴而不破泄。东南之人，土气虚浮，阳气外泄，稍用大黄，即伤脾胃，此五方五土之有不同也。又总察四方之人，凡禀气厚实，积热留中，大黄能养阴而推陈致新，用之可也。若素禀虚寒，虽据证当用大黄，亦宜量其人而酌减，此因禀质之有不同也”。结合御医们的实践经验，可知正确运用大黄的关键在于注重辨证，且又有胆有识。有谓：“治者不可畏而不用，亦不可忽而妄用”，很值得我们体味。

（张文高）

具有降脂减肥效用之清宫仙药茶

清宫仙药茶源出于《太医院秘藏丸散丹膏方剂》珍本。在清代乾隆、嘉庆、道光、咸丰、同治各朝的宫廷内，均被广为采用。现存之嘉庆皇帝的莹嫔脉案中，此方曾八次出现。道光帝、后，慈禧太后，以及宫廷内外之王公大臣等，亦皆服过此方。因它对于喜食肥甘、思虑过度、四体不勤的封建统治者，具有减肥消滞、化浊和中、开郁通脉的效果，同时味道爽口，服用简便，所以在禁中一度享有盛誉。

中医研究院西苑医院的研究人员对清宫仙药茶进行了为期四个月的临床治疗观察。接受治疗的大都是老年前期和老年期的病人，他们患有单纯性肥胖症和高脂血症，由于先前应用多种办法减肥降脂疗效不佳而来求治。研究人员将清宫仙药茶按配方制成粗末，每日二十克，开水泡茶，让病人酌量频饮，与日常饮茶相同。服药期间，饮食照旧。疗程期满，六十三例病人在使体重下降、腹围减少、血脂降低等方面，大多有较好的疗效。尤其对降低血β脂蛋白效果最好，同以安妥明做对照组的病例相比，两组差异很显著（$P<0.05$），从而证实清宫仙药茶在临床上确有降脂减肥的效验。其中一例六十三岁之男性病人，饮仙药茶以前，自述全身疲乏，常有憋气、心慌及轻度胸痛。饮此茶两月后，疲乏之感显著减轻，胸痛消失，憋气和心慌仅偶尔出现。同时，体重由73公斤降至68公斤，腹围由90.5厘米减至84厘米，血β脂蛋白由725毫克%降至455毫克%，血甘油三酯由285.3毫克%降至222.58毫克%。类似的病例还有不少，本方因无毒性和不良反应，深受患者的欢迎。

应用静脉注射高胆固醇脂肪乳剂，快速形成家兔高脂血症模型，观察验证清宫仙药茶的作用。发现自注射乳剂后二十四小时，观察各组血清的混浊度：蒸馏水对照组90%混浊，仙药茶组30%混浊，安妥明组80%混浊，前两组之间差别非常显著（$P<0.01$）。注射乳剂后四十八小时，仙药茶组的血清已全部恢复透明，而对照组仍有70%混浊，安妥明组仍有50%混浊，直到第三与第四天，才恢复透明，故认为本实验可以说明仙药茶能加速脂肪的廓清。当注入乳剂后，对照组引起血清混浊，经正常代谢，约三至四天后才使血清透明。而仙药茶组，似可促进脂蛋白脂肪酶的活性，促使脂肪廓清加速进行，所以给予家兔注射大量的高胆固醇脂肪乳剂，全部血清在二十四小时后很快地转为清澈透明。另外，仙药茶对于降低血清总胆固醇和甘油三酯也有一定

的作用。这一结果说明，清宫仙药茶可以作为喜食脂肪食物的人群的降脂剂，如在进食肥甘肉食后饮用此茶，于人体很有裨益。

清宫仙药茶由药物与上等茶叶混合，经过特殊加工制成。

茶叶与药物混合，相传始于南北朝及唐代。当时南方人献纳宫茶，往往挟杂着很多树叶，继而发现掺杂楠芽、枸杞芽、枇杷芽的茶叶，治疗被称为“风疾”的脑血管病及其后遗症疗效很好，自此开始创用药茶。明代药物学家李时珍引用陶弘景注苦茶云：“酉阳、武昌、庐江、晋陵皆有好茗（茗为茶的别名）……凡所饮物，有茗及木叶，天门冬苗，菝葜叶，皆益人。”说明茶叶与药物配伍，可起协同作用，功效较单纯用茶叶更佳。所以后世以姜茶止泻痢，葱茶通便秘，百药煎配茶疗大便下血，白僵蚕入茶治痰嗽喘息。清宫仙药茶中的配伍药有紫苏叶、石菖蒲、泽泻丝、山楂丝等近十种。紫苏、菖蒲富含芳香挥发油，能散风发汗，祛暑除湿，理气活血，豁痰开窍；泽泻、山楂富含降脂成分，能渗湿利尿，通脉消食，减轻体重，降低血脂。特别是泽泻，《神农本草经》列入上品，认为久服，可“轻身面生光”，故其减肥之力尤强。中医医书指出，肥胖的病人常多湿多痰，血脉流行不畅。我们观察到的高脂血症也有相似特点。所以泡服含有上述药物成分的仙药茶，既能使湿祛痰除，又能使血脉畅行，从而收到显著降脂减肥效果。另外，茶叶的兴奋与菖蒲的镇静相结合，利于调节大脑的平衡状态。诸药能杀灭和抑制肠道腐败菌及致病菌，促进消化液的分泌，阻滞脂肪类物质的吸收，制止胃肠异常发酵，从而减少了消化道内毒素的产生，减轻了有毒物质对人体的侵害，也会起到减肥降脂和类似酸乳的保健延寿作用。

仙药茶不仅具有上述特长，据清宫脉案记载，它还用于感冒、伤暑引起的发冷发烧、头痛身疼，以及病后消化不良，胸膈饱满，恶心呕吐等症。使用时，如果感冒较重，宜加服藿香正气丸；如果食滞显著，宜加服保和丸。

总而言之，清宫仙药茶确是一种家庭四季必备的良药，人到老年，更不可少。有降脂减肥及其它需求者，可以一试。

（李春生）

抗老美容佳酿——清宫玉容葆春酒

东汉以近，人们发现某些动植物药竟有抗老驻颜的效果，服之虽不能“成仙”“得道”，但与前一代人相比，还是多活了若干年。有的甚至“春秋百岁”，而“动作不衰”。如唐代的医学家孙思邈，活了一百零二岁，尚在著书立说；清代的乾隆皇帝弘历，活了八十九岁，仍能“圣脉安和”。他们长寿的原因当然涉及多个方面，但长期服用抗老医方，似亦不能忽略。值得注意的是，不少抗老医方，都以“酒”作为剂型而出现，如孙思邈《千金方》的枸杞酒、地黄酒、茯苓酥、造草酥，李时珍《本草纲目》中的长松酒、逡巡酒、桑椹酒、蜜酒，清宫配方中的龟龄酒、松龄太平春酒、椿龄益寿药酒等，俯拾皆是。清宫玉容葆春酒，则系慈禧太后喜爱的抗老增年、美容玉面酒剂中的一枝奇葩。

中国中医研究院西苑医院老年医学及清宫医案研究室，同河南省商丘林河酒厂合作，为满足国内外人士抗老美容的善良愿望和要求，经过共同努力，使湮没了将近一个世纪的清宫玉容葆春酒珍品，终得展现于市肆之内，服务于广大群众。

新上市的清宫玉容葆春酒，是一种晶莹剔透的琥珀色液体，乙醇含量为 26 度。它具有浓香型大曲酒的醇香、协调的植物药香和花果香味，质地纯净，醇香得体，略带粘性，挂杯不落，酒质清，开瓶香，入口绵，落喉甜，回味久，饮后畅，口感清淡甘爽，给人以美的意境和享受。

清宫玉容葆春酒含西洋参、枸杞、黄精、当归、合欢皮、佛手柑等中草药成分，以河南名酒林河大曲为基础酒，遵照传统工艺酿制，自然陈化，精心勾兑而成。祖国医学认为，洋参、黄精、归、杞之类，长于补益气血，滋养肝肾，有能使“阴精所奉其人寿”的作用；合欢、佛手、醇酒之属，善于安神解郁，和胃和血，具备着祛邪扶正止诸痛之功效。诸药配伍，可使五脏受荫，六腑调和，阴平阳秘，气血流畅，身体康强，从而产生抗老驻颜、葆容润肤的效能。现代医学研究证实，西洋参含人参皂甙，动物实验时，对大脑有镇静作用，对生命中枢则有中度兴奋作用。黄精的浸出物能降低血糖和血压。枸杞所含的甜菜碱可对抗脂肪肝的形成。当归提取物能抑制动脉粥样硬化斑块的形成，镇静大脑，提高全身代谢，纠正维生素 E 缺乏所致的皮肤老年斑沉着等症状。佛手提取物对离体大鼠肠管有明显抑制作用，并能迅速缓解氨甲酰胆碱所致之胃和胆囊张力增加。低浓度白酒能增加胃的吸收机能，扩张皮肤血管，使皮肤发红而有温暖感。这些药物对伴随增龄而产生的新陈代谢紊乱，以及中、青年女性的内分泌紊乱，内环境失调等，都起一定调节作用。因此，它能够产生补益强壮、美容光颜的效果。

为了证明清宫玉容葆春酒补益强壮效应的可靠性，1983 年 6～10 月，西苑医院曾用此酒对 127 例患有慢性虚弱证候的受试者进行了临床观察。观察对象均为干部和工人，随机分为治疗组与对照组。治疗组服用清宫玉容葆春酒，对照组服用林河大曲酒，每次 5～10 毫升，一日三次，30 天为一疗程。治疗前后记录体力、精神、食欲、睡眠四项见症，以及体重、血压、舌苔、脉象等，并评定总的疗效。疗程结束后，治疗组疗效显著优于对照组（$\chi^2=42.02$，$P<0.001$）。服用清宫玉容葆春酒者，未发现血压增高、脉搏加速、舌红苔黄，以及增肥现象。该组受试者多数反映，饮酒后全身轻松，体力增强，食欲增进，睡眠增加，夜不做梦。还有人原来存在头痛、头晕、胃痛、两肩胛酸痛、关节凉麻

及痛经等症状，服药后亦获得不同程度的改善。一位44岁的女工人韩某，服酒前自述近两年体力不佳，疲劳感显著，精神倦怠，懒于动作。饮酒后突出的效验是“体力明显增强”。她说：“服第四瓶酒后，正巧去游泳。去年同期游五十米还嫌费力，今年一气连续游二百米。”认为此酒补益强壮效果满意。

为了保证饮用安全，西苑医院基础研究室药理组对清宫玉容葆春酒进行了急性毒性实验。测定结果表明，此酒急性毒性极低，一个人一次服用18 750毫升（合37.5斤）酒内所含的药物，不会发生中毒。又，此酒内不含有毒的动植物药，也不含金石类“好颜色，变白不老”药物，亦没有蓄积中毒的后患。因此，作为保健药酒，定量饮用是安全的。

清宫玉容葆春酒的饮用方法是：用于治疗时，每日三次，每次15～30毫升，饭后饮服。用于保健、小酌、佐餐、喜庆或团圆宴席，则不受限制。此酒保持了清宫佳酿风格，气味纯正，很适合男女老幼长期服用。

清宫玉容葆春酒1983年秋季参加了广州交易会。1984年春季在河南省被评为优秀产品，参加了在京举办的全国酒类展销会。受到外商和广大消费者的欢迎。

（李春生）

关于头发的保护

头发，不仅起着保护头颅的作用，对于人们的仪表美容也有着极重要的影响。当然，在封建王朝时代，一般劳苦的人们，对自己头上的十余万根头发，并不会有过分的兴趣。但对于处在“至尊”之位的帝、后，对这些每根只有0.05～0.125毫米粗的头发，却是极为重视的，因为一缕青丝，不仅反映了他（她）们的健康状况，更影响着他（她）们的仪容。在现存清代宫廷医药档案中，也确实保存着慈禧、光绪用于头发的若干药方。

其中令发易长方，是用东行枣根之蒸出物涂发；或用桑叶、麻叶煮水洗。有令发不落方是用榧子、核桃、侧柏叶捣烂，泡雪水内，梳头（详见《慈禧光绪医方选议》，中华书局，1981年）。

这些医方是否确有令发易长之效，今人尚未作实际观察。但宫廷中竞相用之，或有一定效验。

中医学认为，肾之华在发，发为血余。《素问·上古天真论》曰：“丈夫八岁肾气实，发长齿更”，“五八肾气衰，发堕齿槁”。明代李梴《医学入门》指出，血盛则发润，血衰则发衰。隋代巢元方《诸病源候论》曰：“若血盛则荣于头发，故须发美；若血气衰弱，经脉虚竭，不能荣润，故须发秃落”。巢氏还指出，常梳头可使“血液不滞，发根常牢”。血热也能造成发落，元代张从政《儒门事亲》谓，人年少发早白落或白屑者，此血热而太过也。《医学入门》还认为，胆合膀胱，上荣毛发，风气盛则焦燥，汁竭则枯也。从上述认识出发，欲令发易长，当据不同情况，施补肾、养血、活血、凉血或祛风之法。

或谓御医为太后、皇帝的头发冥思苦想拟方以邀功，其实，古代医书也有记载。唐代孙思邈所著《备急千金要方》卷十三，载治秃顶又方：“东行枣根长三尺，以中央安甑，中心蒸之，以器承两头汁，涂头发即生”，并附注：“《肘后》作桑根”。该书载须发堕落令生长又方：“麻叶桑叶右二味以泔煮，去滓，沐发七遍，长六尺”。前方又收入《太平圣惠方》等书，后方亦收入《本草纲目》等书。此即一般医生令发易长方来源。

发之易落与否，亦主要在于肾精、气血之充实与否。若肾衰、血虚，或血热，或头脂过多，或生虫生癣，均使头发易脱落。医方中有用榧子、核桃、侧柏叶等。

古代医书中用辛温芳香药于生发、乌发亦多有记载，如《备急千金要方》中即有用零陵香、细辛、白芷、藿香、辛夷、蜀椒、丁香、甘松香等，《医方类聚》载有生发作用的生秃乌云油和金珠绿云油，亦有白芷、零陵香、川椒、沉香、丁香等药，系将药浸于油中，取油擦头上，近于今日之头油。

以上均系保护头发促其正常生长的外治用方，至于内服药治疗，宫中多以滋肾养肝、生精补血等法，与外治用药有所不同。

另外值得一提的是，清代宫廷中亦使用中药染须发，如有“天下乌须第一方”者。我国古代医书中也早有许多染发方的记载，大大早于近代的化学染发法。成书于公元七世纪中期的《备急千金要方》卷十三便有“染须发方”。

社会发展至今日，人们对于仪表美容的要求更高了。研究如何使头发易长、不易落，保持其健康润泽之姿色，已受到医药及化妆品工作者的重视。无疑，祖国医药学的宝库，包括清代宫廷医学的经验中，将有不少值得参考学习借鉴之处。

（张文高）

漫话美容

清代末期，统治国家达四十八年之久的慈禧太后那拉氏，是极重视化妆美容的，这是她穷奢极侈的腐化生活中的重要内容。据说，慈禧起床后的第一件大事就是化妆，睡觉前所必须做的事情——往脸上搽花汁、蛋清之类，也是为了美容。传闻慈禧曾自言自语地说：“人为什么要老呢？倘若永葆青春，该多么美啊！”传说她为此而几十年不间断地服珍珠粉和人乳，随时施用各种美容化妆品，即便出巡时，也还在轿子里涂脂抹粉。慈禧的美容化妆，更十分借重于中药的作用，御医也为此费尽了心机。慈禧嫩面润肌泽肤美容的中药方中颇得重视的有加减玉容散、沤子方等。

玉容散之来源，首先当推由清政府组织编写的《医宗金鉴》。该书之《外科心法要诀》卷六十三载有玉容散方，由白牵牛、团粉、白蔹、白细辛、甘松、白鸽粪、白及、白莲蕊、白芷、白术、白僵蚕、白茯苓、荆芥、独活、羌活、白附子、鹰条白、白扁豆、防风、白丁香等二十味药组成。《医宗金鉴》指出，皮肤黧黑斑“由忧思抑郁，血弱不华，火燥结滞而生于面上，妇女多有之。宜以玉容散早晚洗之，常用美玉磨之，久久渐退而愈。”据说慈禧也常用一根短而圆的玉尺在脸上滚来滚去，以磨掉皱纹。此法与《医宗金鉴》用美玉磨面以祛黧黑斑均属按摩美容之法。

较《医宗金鉴》玉容散更早的类似的美容药方，有《外科正宗》卷四的玉容丸。该书刊于1617年，较刊于1742年的《医宗金鉴》早一个多世纪。玉容丸由甘松、山柰、细辛、白芷、白蔹、白及、防风、荆芥、僵蚕、栀子、藁本、天麻、羌活、独活、密陀僧、枯矾、檀香、川椒、菊花、大枣诸药为末，与皂角同捶作丸，早、晚搽洗患处。主治雀斑、粉刺及皮肤粗糙。

慈禧所用美容药方还有沤子方。用防风、白芷、茯苓、白及、白附子等组成（详见《慈禧光绪医方选议》，中华书局，1981年）。据分析，“沤子”为化妆美容之代称，凡化妆美容用方药，常以膏霜收贮，其状稀稠，犹如水泡，故以“沤子”名之。又据司马相如《上林赋》“芬香沤郁，酷烈淑郁”，可佐证沤子方即为嫩面美容方。此方之药物组成与玉容散、丸及清宫诸玉容方多有相似相同之处，推测其功效、主治亦当类似，唯其制备方法稍异，用白蜜者更有滋养濡润肌肤之效。慈禧太后重视中药美容制剂和化妆品的使用，亦收到一些功效。据说当她年近古稀之时，与同年龄老年妇女相比，外貌显得年轻，看来如四十许。当然，药物对躯壳的作用，抗拒不了衰老的规律。

中药美容制剂在历代宫廷中都甚受重视。在元代的《御药院方》中，就有无皂角洗面药、七白膏、御前洗面药、玉容散（两方）、神仙玉女粉、钟乳粉散、皇后洗面药等方，其药物组成及功用与几个世纪以后的清宫玉容诸方比较多有类似之处。

如果追溯我国将中药用于美容化妆的历史，那就更为久远了。据说在殷纣王时期，就已用燕地生产的红兰花叶，捣汁，凝作脂来饰面，称为“燕支”，即胭脂。春秋战国时期已使用粉黛、胭脂、兰膏等美容化妆品，其制作原料多取自中药。至于本文前述嫩面润肤祛斑的“玉容”方药，在唐代孙思邈的《备急千金要方》中就已有非常丰富的记载。该书介绍用于“洗手面”，“令白净悦泽”的“澡豆方”由白芷、白术、白鲜皮、白蔹、白附子、白茯苓、羌活、芎䓖等十九味药制成；“玉屑面脂方”由玉屑、白附子、白茯苓、青木香、萎蕤、白术、白僵蚕、密陀僧、甘松香、白檀、芎䓖、细辛等三十三味药组成；“令人面白净悦泽方”由白蔹、白附子、白术、白芷、藁本、猪胰等六味药组方。该书还有一首“治面黑不净，澡豆洗手面方”，包括有白鲜皮、白僵蚕、芎䓖、白芷、白附子、鹰屎白、甘松香、鸡子白、白檀香、白术等二十味药，其中不少药在《医宗金鉴》玉容散和慈禧所用加减玉容散中也得到重用。由此可见，早在唐代即对中药美容制剂有相当的实践和理性认识，在此基础上，在以后的一千多年里又不断有所丰富和发展，并尤受历代宫廷医药学的重视。

对如此丰富的中医美容方药制剂，特别是宫廷美容药方，如加以认真分析研究，将能在理论、方药运用和剂型等方面，得到许多规律性的认识。最近，有人从古代医著中收集到一千多个美容药方，涉及的中药约三百种。分析结果，以理血药、理气药、燥湿药和祛风药占的比例最大。

（张文高）

谈药物香皂

在慈禧太后和光绪皇帝所使用的美容化妆品之中，最常使用的当属“香肥皂”。这种宫廷用香皂，也是御医们的杰作，其中加入了若干适当的中药，因而不但能涤除皮肤污垢，尚有滋润营养皮肤、护肤保健除痒等功效。很可能正是由于如此特异的功效，慈禧、光绪对这种中药香皂特别垂青，宫廷医药档案资料中也有许多记载。

翻开光绪年间的《流水出入药账》，可以看到不少关于“加味香肥皂”的记录，例如：

“光绪三十年二月十一日，谦和传收加味香肥皂一料，二钱一锭，一千六百二十六锭。”

当日，“赏总管莲英加味香肥皂一百锭”。

同年，“二月十七日，上用加味香肥皂十五锭”。

同年，“三月十三日，上用加味香肥皂四锭，沐浴用”。

同年，“四月十二日，赏二格格、四格格加味香肥皂各一锭”。

当年的记载还有，光绪皇帝五月十二日用加味香肥皂一匣，七月十九日用加味香肥皂十锭，七月二十五日、八月七日又各用十锭……

与宫中《流水出入药账》相对照，正是此方所配的一料加味香肥皂，计一千六百余锭，除光绪和慈禧使用外，还被用来作为赏赐的珍品。其中赏李莲英多达一百锭，也可见这个狡诈的总管太监多么受到慈禧的宠爱。

人们的皮肤直接与外界相接触的机会最多，因而容易沾染许多脏物，加之脱落的表皮碎屑、分泌的皮脂、排出的汗液，形成污垢。这些污物积久，不仅影响美容，还会堵塞汗腺，妨碍皮肤的正常新陈代谢和营养，使皮肤容易粗糙衰老。我国人民在洗涤清洁皮肤方面，早就使用皂角和“胰子”。皂角又名皂荚，是豆科植物皂荚的果实，辛温，有小毒，小量内服有开窍祛痰，通便之效，民间则用于洗涤祛污。“胰子”民间原是称用猪胰和猪脂混以天然碱捣成块状用于洗涤之物。早在唐代孙思邈所著《备急千金要方》中，就载有“以皂荚汤洗面”，该书所载许多洗面净肤药方中，也有不少使用皂荚、猪胰、猪脂、鹅脂或羊脂、羊胰者。可见我国民间用“胰子”、肥皂的历史是很久的。宫廷中所用肥皂，大约也是用类似原料加工制作，祛除油腻污垢、保持皮肤清洁，当是宫廷肥皂的首要作用。除此而外，宫廷之中，特别是帝、后、太后等人，更讲究美容嫩面玉肤，还要求洗后留有香气，这就促使御医选用中药配制香肥皂和加味香肥皂。这种兼有护肤美容功效的中药香皂，可算作一种中药美容制品，也是一种中医药的新剂型。

加味香肥皂方中，多数属芳香类中药，含有较多的挥发油，如檀香、排草（即排香草）、广零（即广陵零香）等都有浓烈的香气，用之洗沐，不仅涤垢祛污辟秽，还能留下清雅持久的幽香。《本草纲目》载有“白旃檀涂身”，亦取其清爽可爱，香味隽永。因而各种“檀香皂”多属香皂中之上乘者。其它诸药又有行气、通络、祛风、散寒、消炎解毒等功效，故能通腠理、活血络，散风解毒，消肿止痛止痒。从现代药理研究的结果来分析，某些药物有抑制细菌或真菌，改善循环，消炎镇痛等作用。所以这种中药香皂又可能具有改善皮肤营养，延缓皮肤衰老，润肌护肤，嫩面玉容之效，对皮肤瘙痒症或皮肤慢性炎症也可能有一定的防治作用。由此可见，加味香肥皂受到慈禧、光绪垂青是不无道理的。

加味香肥皂方中多数中药，用于美容玉面外搽洗浴制剂已有千余年历史。早在唐代的《备急千金要方》所载洗面除皯悦泽润腻去皱的方中，就曾使用白僵蚕、丁香、皂荚、甘松香、木香、麝香、零陵香、白檀等药。该书此类方中还常用其它一些芳香药物，如白芷、辛夷、细辛、藿香、芎䓖、沉香、薰陆香等，可见此类药物在中药美容制剂中占有重要地位。《备急千金要方》中载有一首“治面黑不净，澡豆洗手面方”，由白僵蚕、芎䓖、白芷、甘松香、木香、麝香、猪胰、白檀香等二十味，“先以猪胰和面，暴干，然后合诸药，捣末，又以白豆屑二升为散，旦用洗手面，十日色白如雪，三十日如凝脂，神验”。从其成分、制法等方面看来，已具清代宫廷加味香肥皂的雏形。元代《御药院方》中有以大皂角、香白芷、沉香、川芎、细辛、甘松、白檀等十五味药配制“御前洗面药”，明代太医院吏目龚廷贤编《寿世保元》有用独活、白芷、细辛、红豆及肥皂、净糖制的“德州肥皂”，都属芳香中药为主的洗涤美容用品，也可视为宫廷中药香皂的前身。

慈禧和光绪已经死去七十多年了，被他们视为珍品的香肥皂如果如今故宫中尚有收藏的话，也可算是一件历史文物了。清代宫廷医学的整理研究，使这些原为帝王后妃服务的宝贵中医药经验，变为为广大人民群众服务的财富。慈禧光绪所用中药香皂和其它美容护肤医方的经验，已与现代护肤用品的研制相结合，作为这种结合的首批丰硕成果——紫禁城牌老年香皂，已经在千千万万个家庭的使用中受到欢迎和称赞。

紫禁城牌老年香皂，是由吉林省辽源市油脂化工厂和中医研究院西苑医院老年医学及清宫医案研究室，根据清代宫廷有关香肥皂及洗涤护肤等方面的经验而合作研制的。这是一种以清代宫廷中药香皂方为基础，以治疗老年人皮肤瘙痒症为主的老年护肤保健香皂。老年人由于其皮肤的生理性和病理性改变，常出现皮肤瘙痒等症状。从中医理论分析其原因，多由体虚感受风邪，留于肌表，营卫不畅，腠理失养，或因湿热内蕴，外溢肌表所致。所以组成此老年香皂的中药，分别选用具有芳香除秽活血通络，芳香理气消肿止痛，疏风除湿及补益助阳润泽肌肤等功效的药物。这样既能祛风除湿止痒，活血消肿解毒，而祛除病邪，解除症状，又能调营卫，补气血，而濡润营养肌肤，延缓皮肤之衰老。从现代的药理研究来看，所选用的中药多有不同程度的抗菌（葡萄球菌、大肠杆菌、真菌等）及消炎作用，某些药物有抗应激作用或性激素样作用，能增强再生过程，促进伤口愈合，有的有活血润肤止痒之效。这样香皂与中药的结合，就可达到既能洗涤祛污，又能治疗护肤的功效。

北京友谊医院等六个医院的皮肤科曾用这种老年香皂治疗 162 例老年性皮肤瘙痒症患者，每周用此香皂洗浴一二次，经三周以上沐浴，对皮肤瘙痒和皮肤损害的疗效显效率达 53%，总有效率达 92.6%，而用未加中药之对照香皂者，有效率仅 6%，两组比较差异非常显著。临床观察认为，这种老年香皂疗效可靠，无副作用，是一种较好的医用老年保健皂，对中青年人的皮肤瘙痒及皮肤保健也有较好的效用。患者反映本皂外形大方，皂色美观，气味清香而无特殊中药气味，不仅疗效较高，而且洗浴后均感皮肤柔嫩舒适。全国政协常委林海云同志反映：“我常年用冷水洗脸洗手，冬季用普通香皂，手开裂，用老年香皂洗就不裂。”爱新觉罗·溥仪（宣统）的胞弟爱新觉罗·溥杰先生用了这种老年香皂，认为其香气和宫廷香皂十分相近，只是那时皂形是圆的，皂体较暗，现在的皂色泽好、形状好，并欣然题了“紫禁城”三个字。

宫廷中药香皂和护肤美容医药经验的开发，中药与香皂以及现代科学技术的结合，对于新型洗涤美容化妆品的研制，对于中药特殊剂型的探索，都有积极的意义。慈禧、光绪用过的那种有特异功效的中药香皂和其它中药美容制剂，将会更多地进入国内外市场，更广泛地为普通群众所享用。

（张文高）

清代宫廷的食疗

食疗，是根据病情或病人的需要，利用特制的饮食物以治疗疾病的方法。它有味道适口、副作用小、适合久服等特点，用做调补最为相宜。

清代宫廷中帝后养尊处优，每餐鱼肉杂陈，脯醢并荐，于生理卫生多有妨碍。致体质孱弱，易病难愈，施治过程中常采用饮食疗法，以改换口味，促进疾病早日康复。例如，慈禧太后中年以后常病脾胃虚弱，大便失调。在她大便溏时，曾用黄芪、山药、莲子熬粥。若因便溏，继发头闷目倦，身肢力软，属脾肺气虚，则煎服人参须五分，老米五钱，以调补脾肺之气。至于上渴下泄，又用绿豆、鲜青果、竹叶、橙子煎服，以生津滋胃。光绪皇帝病后“脉渐舒和”，补益胃弱，以羊肚等加调味品蒸汁。恭亲王奕䜣于临终前服荷叶粥利尿、鸭子汤扶正等等，都属于食疗的范畴。

对于某些危急症，除了药治，清宫中也用饮食疗法，看似缓不济急，若用之得当，也有一定效果。

如康熙之御前大臣武英殿赫世亨，于康熙四十六年患痢疾，久治不愈。经御医刘声芳等诊治为“下痢红白，色如鱼脑，里急后重，腰腹疼痛，年老气虚。又兼病后六脉尚大，脉症不宜，其病甚险，恐变虚脱之症”，迭服医药无效，竟致“每讲一二句话就咳嗽”，“气又有所虚弱”，叩头哭泣，卧于病榻，奄奄待毙。后经康熙特旨，改用饮食疗治，赏食野味，和养胃气。据七月初八日之奏折称：“遵旨即停止服药，由御药房做点稀饭、狍子肉，就菜能喝一小碗。前曾有过一至二次腹泻，亦停止了。说话声也高了，夜间亦能安睡片刻。”十三日又称：“蒙皇上恩赐野味等食调理，自食之后，胃气渐开，六脉稍起，今仍止药，只用饮食调理。”七月十四日李国平等奏称赫世亨病愈，并谓：“奴才我武英殿众人等，均以重病大夫未能治愈，经皇上旨令停药，并赏食狍子肉、鹨（音 liù 馏，为水鹨、云雀、雉之类）、野鸡、米饭后，均已痊愈。皇恩如此神奇，无不为之惊喜。”其实人以胃气为本，年老体弱之人，久病之后，苦寒交替攻伐，胃气大伤，已难受药，用饮食调养，苏其胃气，深合病机，化源得复，五脏受荫，故虚脱之险证得以挽回。

又如嘉庆二阿哥福晋，于二十五年七月初九日感受暑湿，曾患发热、抽搐、气闭之险症，御医钱松诊为“内热过盛”，而以“西瓜水暂清内热”，药后诸症悉减。盖西瓜善清暑热，有天然白虎汤之誉，用治暑邪所致之高热，效如桴鼓。

慈禧太后临终前一日，也曾用饮食疗法和养胃气。如御医施焕于光绪三十四年十月二十一日所拟之方为：“粳米饭锅巴焙焦，研极细末，陈年火腿骨煅研极细末。二味等分共研匀，以红白糖和淡橘红水调羹，另用乌梅五钱，甘草一钱，煮水徐徐咽之。”此方效否，姑不置论，其在危急大症中尚注意用食疗顾护胃气，确能给人以启迪。

食疗不仅用于治病，还用于防病延寿。乾隆皇帝在这方面最为注意。清宫档案中有一张乾隆十二年十月一日皇帝晚膳的膳单。这张膳单中，除了燕窝、鸭子、鹿脯丝、烧狍肉、祭祀猪羊肉等丰肥之物外，还要用紫龙碟呈进蜂蜜一品，捧寿铜胎珐琅碟呈进桂花萝卜一品，供弘历享用。萝卜属于行气消食之物，服之可除滞腻，安脾胃。蜂蜜是著名的延缓衰老食疗之品。

乾隆十二年时，弘历时仅 37 岁，在当时已经很注意服用蜂蜜进行较早的抗衰老治疗，这也许是他能寿臻耄耋的一个原因。除乾隆皇帝之外，慈禧太后那拉氏也非常注意用食疗祛病抗老。据《清朝野史大观·清宫遗闻》记载，“孝钦（即西太后慈禧）年七十余，望之如四十许人，发无一茎白者。闻同治间李莲英，曾得大何首乌，献于孝钦，蒸制不如法，融化类粥糜，并汁啜之。相传千年何首乌，九蒸九晒服之，能延年也。”根据清宫脉案记述，此说未可尽信。但慈禧晚年喜服八仙糕，而八仙糕确有健脾补虚强身作用，除疗效食品之外，清宫中盛行的“代茶饮”有一部分也具食疗的意义。道光三年五月末，皇后佟佳氏患肝郁湿热凝结之证未愈，七八月，复伤暑停食，经调治得痊。惟暑湿未清，心烦溲赤，自九月初一日开始，御医郝进喜采用竹心五钱、竹叶一钱代茶，至道光四年六月初十日，间断服 128 剂，使疾病得以好转。若非药物清淡可口，皇后长期服药是难于坚持的。

至于疗效食品中之酒类，清宫大内更是品种繁多，且对色、香、味要求较高，非名酒不用。诸如龟龄酒、松龄太平春酒、莲花白酒、玉容葆春酒、滋肾健脾壮元酒等，大都属于补益强壮美容饮料。长期服用，皆能够给人带来充沛的精力、健美的体魄和无穷的生活乐趣。

（李春生）

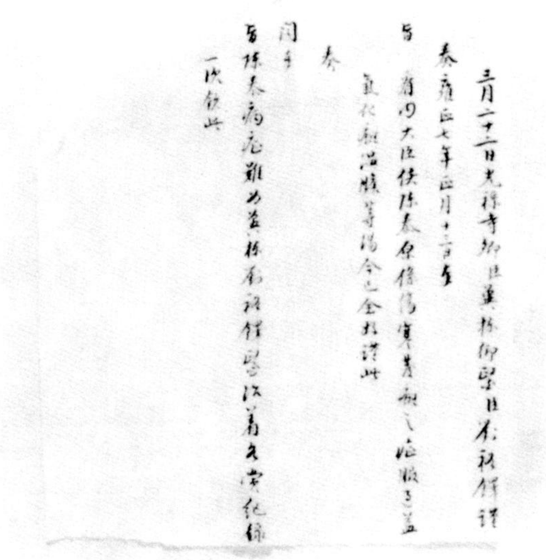

图 1　雍正皇帝赏太医院使刘裕铎之记录

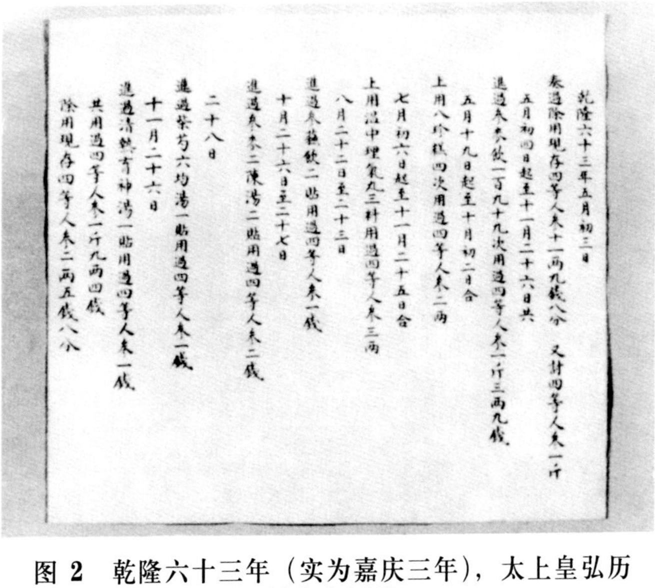

乾隆六十三年五月初三日
奉過除用現存四等人參十一兩九錢八分　又討四等人參一斤
五月初四日起至十一月二十六日共
進過參麥飲一百九十九次用過四等人參一斤三兩九錢
五月十九日起至十月初二日合
上用八珍糕四次用過四等人參二兩
七月初六日起至十一月二十五日合
上用温中理氣丸三料用過四等人參三兩
八月二十二日至二十三日
進過參蘇飲二貼用過四等人參一錢
十月二十六日至二十七日
進過參苓二陳湯二貼用過四等人參二錢
二十八日
進過紫芍六均湯一貼用過四等人參一錢
十一月二十六日
進過清熱育神湯一貼用過四等人參一錢
共用過四等人參一斤九兩四錢
除用現存四等人參二兩五錢八分

图 2　乾隆六十三年（实为嘉庆三年），太上皇弘历用人参记录

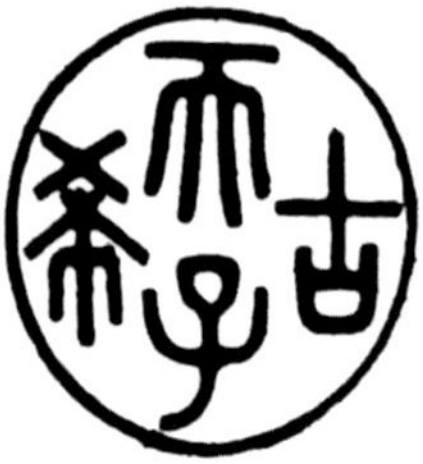

图 3 乾隆皇帝七十岁所镌刻之印章

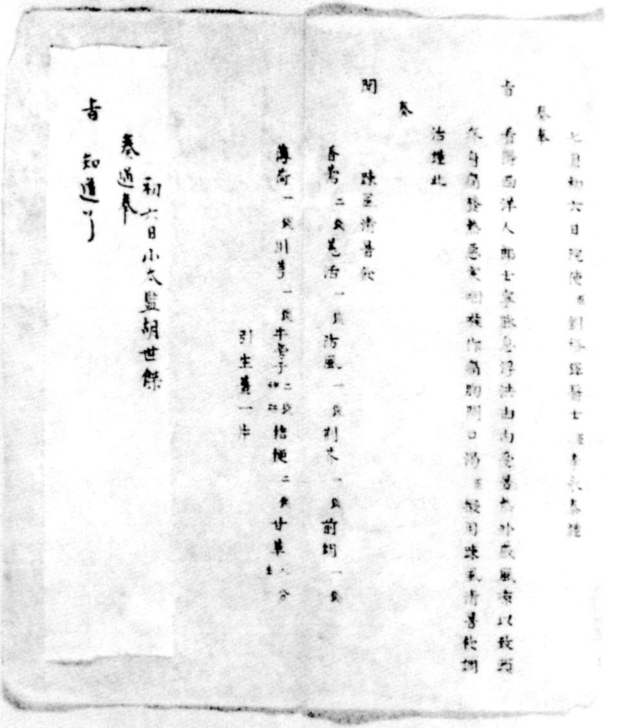

七月初六日院使臣刘裕铎谨奏
奏奉
旨看得西洋人郎士宁脉息浮洪由内受暑热外感风凉以致头
疼身肩发热恶寒胸满作痛胁满口渴[illegible]拟用疏风清暑饮调
治谨此
奏
闻
疏风清暑饮
香薷二钱 羌活一钱 防风一钱 荆芥一钱 前胡一钱
薄荷一钱 川芎一钱 牛蒡子二钱 桔梗二钱 甘草八分
引生姜一片

初六日小太监胡世杰
奏过奉
旨知道了

图 4 乾隆年间，太医院使刘裕铎给在宫中服务的西洋人郎士宁诊病处方之奏折

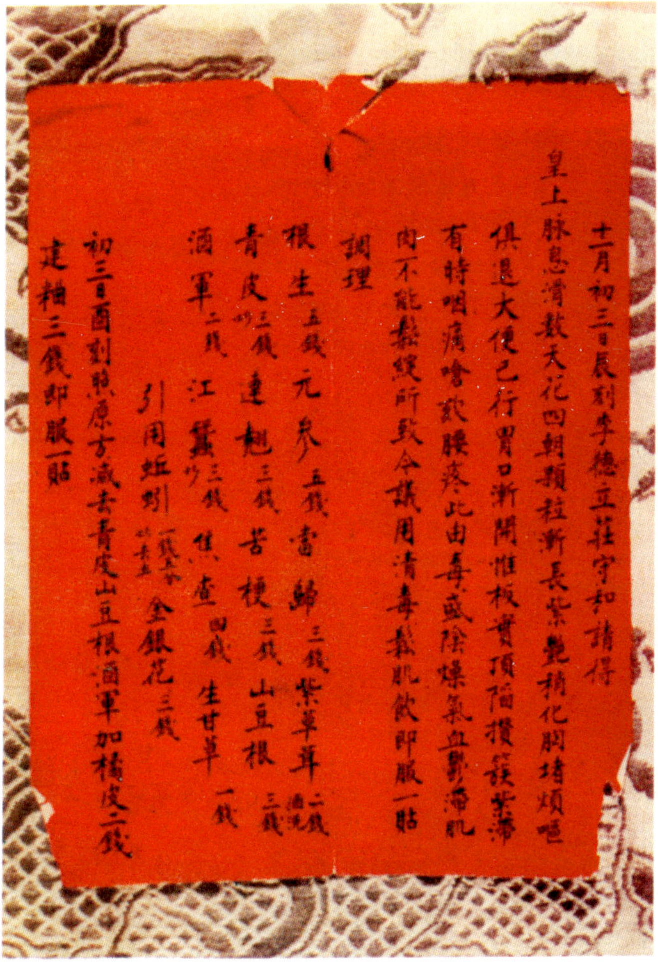
十一月初三日辰刻李德立莊守和請得
皇上脉息滑數天花四朝顆粒漸長紫艷稍化胸堵煩嘔
俱退大便已行胃口漸開惟板實頂陷攢簇紫滯
有時咽痛嗆欬腰疼此由毒盛陰燥氣血鬱滯肌
肉不能鬆緩所致今議用清毒鬆肌飲即服一貼
調理
根生五錢 元參五錢 當歸三錢 紫草茸二錢酒洗
青皮炒三錢 連翹三錢 苦桔梗三錢 山豆根三錢
酒軍二錢 江蠶炒三錢 焦查四錢 生甘草一錢
引用蚯蚓一錢五分去土 金銀花三錢
初三日酉刻照原方減去青皮山豆根酒軍加橘皮二錢
建麯三錢即服一貼

图 5 同治十三年，太医李德立给皇上诊治天花的脉案

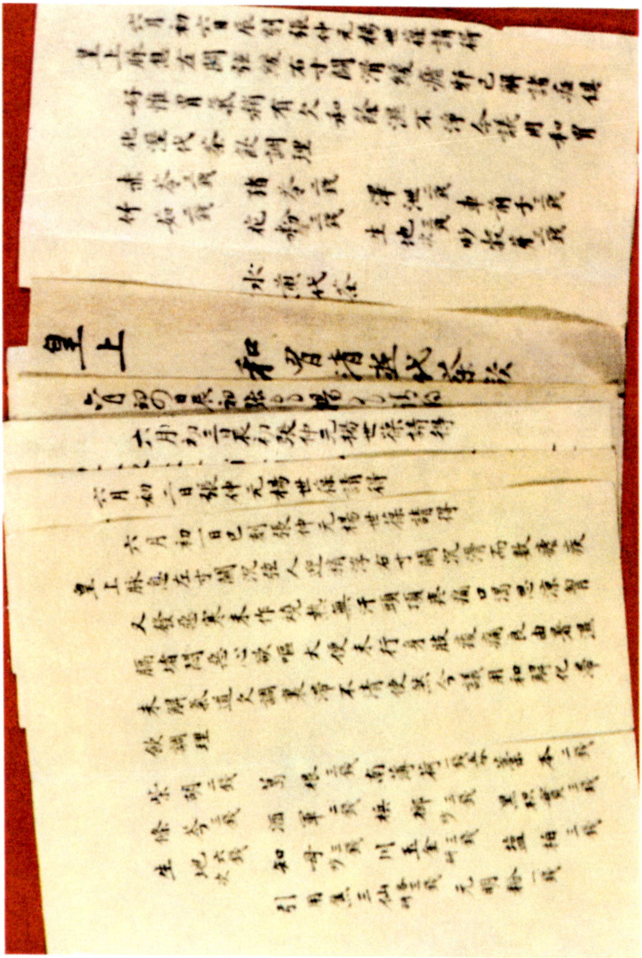

图 6　光绪皇帝治病使用表里双解法的脉案

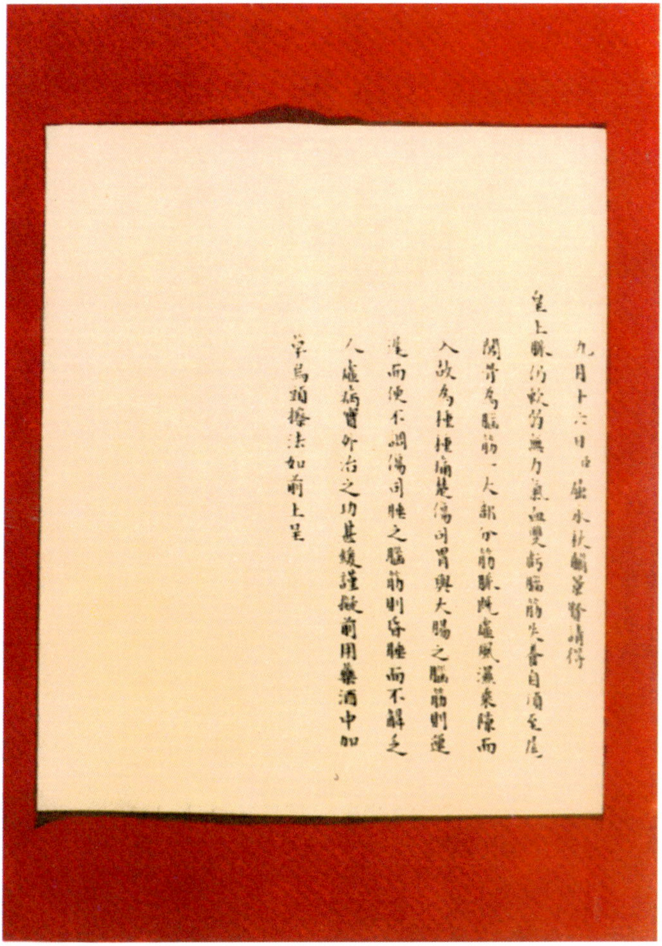

九月十六日臣屈永秋關景賢請得
皇上脉仍軟弱無力氣血雙虧腦筋失養自頂至尾
閭骨為腦筋一大部分筋脉既虛風濕乘隙而
入故為陣陣痛楚偶或胃與大腸之腦筋則運
遲而便不調偶因睡之腦筋則昏睡而不解乏
久虛病實外治之功甚緩謹擬前用藥酒中加
草烏頭擦法如前上呈

图 7　光绪皇帝使用药酒加草乌头的脉案

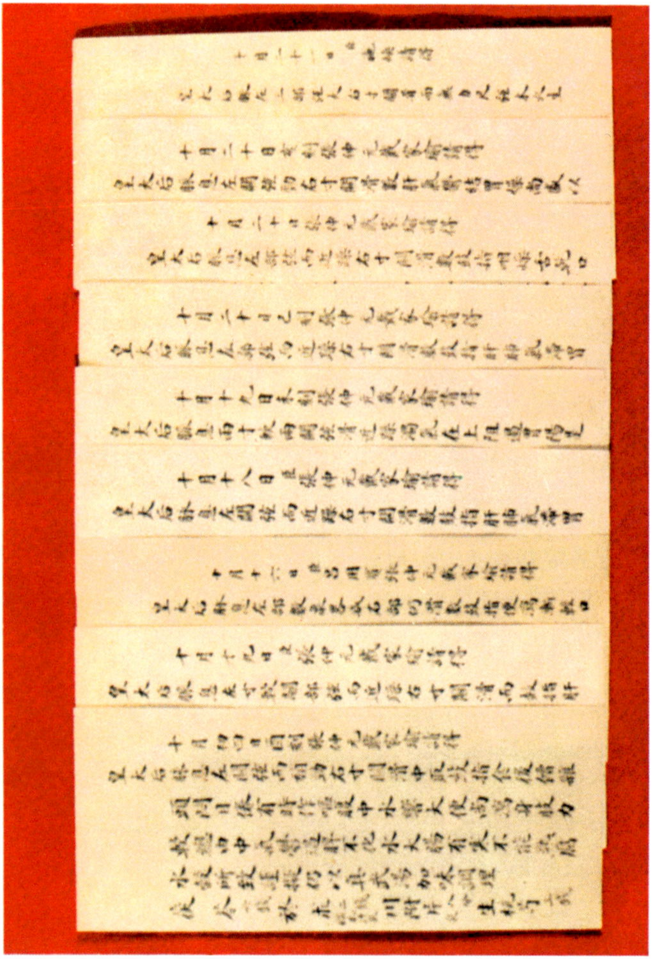

图8 慈禧皇太后服用《伤寒论》真武汤的脉案

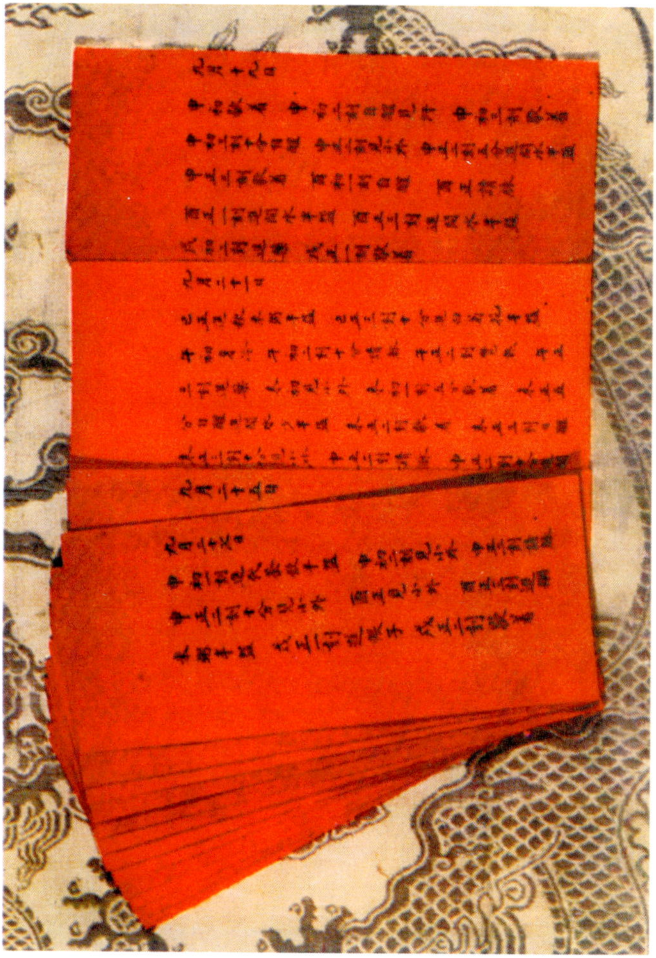

图 9 恭亲王奕䜣护病记录

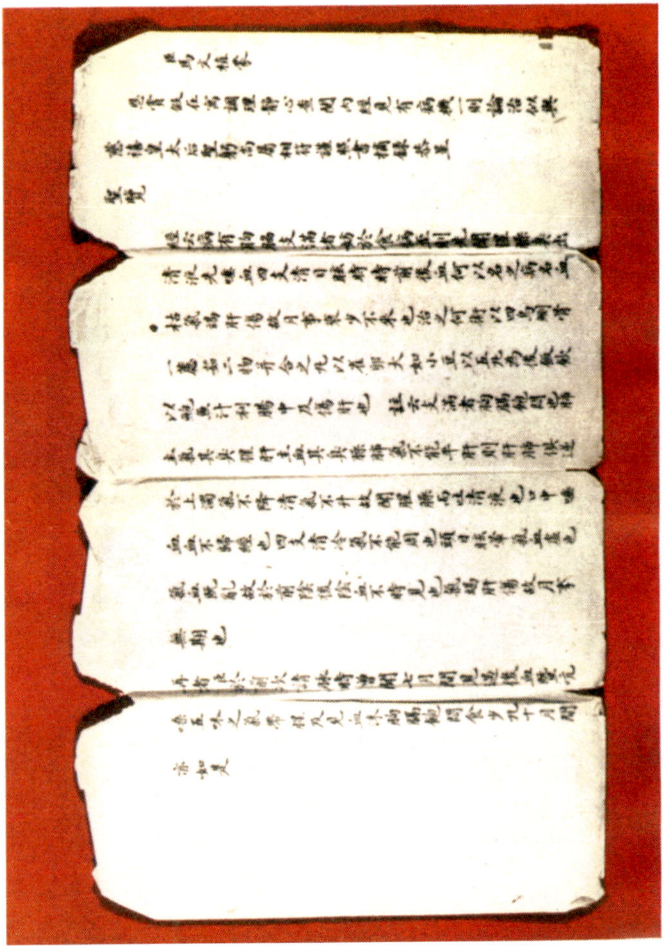

图 10 江苏名医马文植（马培之）返家休假时写给慈禧皇太后的论病奏折